JN312441

1950年代以前
- 人工腎臓
- X線
- 心電計
- 心臓ペースメーカー
- 体外循環
- 抗生物質製造技術
- 除細動装置

1970年代
- コンピュータ断層撮影装置（CT）
- 人工大腿・膝置換
- バルーンカテーテル
- 内視鏡
- 遺伝子組替え植物/食物

1990年代以降
- 遺伝子シークエンスとマイクロアレイ
- PET
- 画像処理を利用した手術

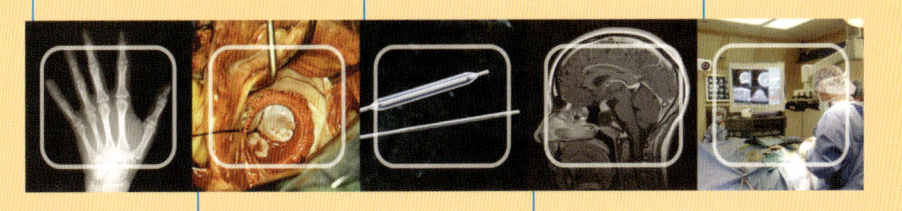

1960年代
- 人工心臓弁置換
- 眼内レンズ
- 超音波
- 人工血管
- 血液分析と血液処理技術

1980年代
- 磁気共鳴断層撮影装置（MRI）
- レーザーによる手術
- 血管内留置ステント
- 遺伝子組替え薬剤
- 遺伝子組替え植物/食物

口絵1　医学の進歩にエポックを画した医工学技術
（AIMBE, 2007）

アメリカ医工学会が医学の進歩にエポックを画した重要な技術として"栄誉の殿堂（Hall of Fame）"に選定した，各時代を代表する技術を示す．（本文5ページ 図2参照）

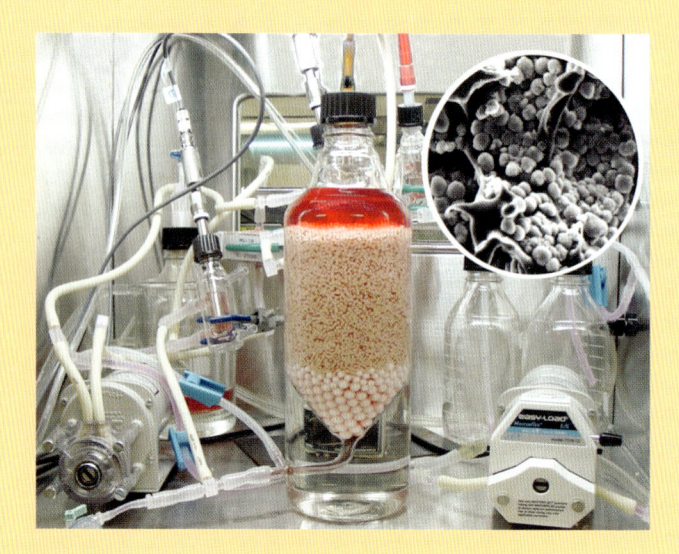

大島宣雄, 2005

口絵2 充填層型バイオ人工肝臓の例
中央の筒状の容器の中には，PVFという多孔質の樹脂が充填されており，その表面および内部の孔に肝細胞が接着されて培養されている．培地は容器低部から上方に灌流されて肝細胞と接触し，代謝反応が行われる．円内はPVF樹脂表面に固定化された肝細胞の走査電顕写真を示す．（本文199ページ図110参照）

新・生命科学ライブラリ―医学とバイオ1

入門 医工学
―医学をサポートする工学―

大島宣雄 著

サイエンス社

新・生命科学ライブラリ

竹安邦夫・永田恭介 編集

教科書的内容

生命科学 I ―細胞の生化学―
生命科学 II ―生体高分子の物理化学―
生命科学 III ―遺伝学―
　　澤村京一著
生命科学 IV ―遺伝子の構造と機能―
生命科学 V ―生命科学のテクノロジー―

細胞の形とうごき I ―細胞核の生物学―
細胞の形とうごき II ―染色体の生物学―
細胞の形とうごき III ―細胞の接着と形態形成―
細胞の形とうごき IV ―細胞の形と細胞骨格―
細胞の形とうごき V ―細胞の運動と制御―
　　大日方昂著
細胞の形とうごき VI ―細胞の興奮とイオンチャンネル―

細胞が生きるしくみ I ―細胞間のシグナル―
細胞が生きるしくみ II ―細胞内シグナル伝達―
　　金保安則著
細胞が生きるしくみ III ―細胞膜の輸送体―
細胞が生きるしくみ IV ―細胞内膜系の動態―

細胞の運命 I ―真核細胞―
　　山田正篤著
細胞の運命 II ―原核細胞―
細胞の運命 III ―細胞の生死―
　　中西義信著
細胞の運命 IV ―細胞の老化―
　　井出利憲著

統合生命科学 I ―細胞の分化―
　　帯刀益夫著
統合生命科学 II ―免疫―
統合生命科学 III ―神経の生物学―
統合生命科学 IV ―植物の分子生物学―

＊未刊の書名は仮称

トピック的内容

生物再発見
1 再びバクテリアの時代に
2 酵母のライフサイクル
　　菊池韶彦著
3 原生動物
4 細胞性粘菌のサバイバル
　　漆原秀子著
5 イネ
6 ゼブラフィッシュ
7 マウス
8 ショウジョウバエ

ゲノムは語る
1 ゲノム時代の生物学
2 ゲノムが語る生物進化のへそ
3 先祖を探す
4 RNAの生物学

医学とバイオ
1 入門 医工学
　　大島宣雄著
2 遺伝子治療
3 癌
4 生活習慣病の分子生物学
5 ウイルスと生命科学
6 永遠の不死，精子の生物学
7 糖の科学

バイオと技術
1 ビジュアルバイオロジー
　　原口徳子・平岡泰共著
2 タンパク質のアトム
3 ナノバイオ入門
　　嶋本伸雄編
4 タンパク質工学の未来
5 ゲノム創薬
　　野村仁著
6 再生・クローンと再生医療
7 マリンバイオロジー
8 環境

サイエンス社のホームページのご案内
http://www.saiensu.co.jp
ご意見・ご要望は　rikei@saiensu.co.jp　まで

はじめに

　本書の読者の誰もが一度は，心電図検査や胸部単純X線の撮影を受けた経験をお持ちであろう．これらの医療技術は，せいぜい100年ほど前に発明されたものであるが，それらが医学の進歩にどれほど大きな影響を与えたかに思いをめぐらしながら検査を受ける人はさほど多くはないであろうと思われる．第二次世界大戦以前から用いられていた，これらの古典的な医療機器のほかに，X線-CT（X線コンピュータ断層撮影装置）やMRI（磁気共鳴イメージング装置）などの近代的な医療技術が1970年代以降に爆発的に普及して，現代の医療に大きな影響を与えている．現代の医療はまさに，工学によって支えられているといっても過言ではないのである．本書はこのように現代の医学や医療の進歩に貢献してきた工学技術：「医工学」のあらましを述べようとしたものである．しかし何分にも，医学と工学のカバーする領域はそれぞれに極めて広範である．例えば，医工学の分野では最も大きな学会である「日本生体医工学会（旧　日本エム・イー学会）」（http://www.jsmbe.or.jp/）では，かねてから，適当な教科書がないことが教育・研究上の大きな障壁となっていることが指摘されてきた．このような反省にたって，学会として教科書シリーズを編纂することが企画され，37冊の教科書の刊行が予定されている（2007年現在，既刊21冊）．このように大きな広がりを持つ学問や研究の領域を一人の教育・研究者がカバーすることは至難の技であり，著者の任をはるかに超える課題である．しかし，そのような新しい大きな学問の領域であればこそ，「工学が医学の進歩にいかに貢献してきたか」を手軽な一冊の本で平易に語ることも必要なことと思われる．本書はこのような観点から，生物学，医学，看護学，医療技術学などを学ぶ学部学生を主な対象として，「医工学」の入門を試みようとするものである．

はじめに

　医工学という分野が体系化されたのは1960年代であって，比較的新しい学問分野である．しかし最近の10年をとっても，医用画像処理装置は急速に進歩・発展し，また「再生医工学」と称する臓器再生の新しい技術が急速に進歩している．著者は長年，人工臓器と再生医工学や微小循環系の血液の流れに関するバイオメカニクスの研究に従事してきたが，これらの分野は医工学のほんの一部の領域に過ぎない．従って，本書の大部分を占める学問の進歩に著者が十分にフォローしきれておらず，理解が浅いところが多いかもしれないことを恐れている．その足らざるところは，各章末に挙げた参考書などで補っていただければ幸いである．

　医療技術に限らず，われわれの生活を支えているすべての技術；テクノロジーは，それぞれがよって立つ明確な理論，考え方や基礎があり，長年にわたる改良によって現在のように進歩を遂げてきたものである．本書においても，このような医工学技術の基礎と，それが医学の進歩にどのように貢献したかを著者が理解している範囲内でわかりやすく記述するように意を用いたつもりである．工学の分野の多くでは，重要な概念や理論にふれようとすると数式が必要となるが，本書では，医・生物系の読者が多いと思われるので，数式は用いないこととした．また，医工学の技術の進歩が急速であることから，参考図書は原則として過去10年程度に刊行されたものを用いることとした．

　本書は，著者が筑波大学医学専門学群や同大学大学院医科学研究科で行ってきた講義のノートを基にしている．本書で用いた図表の多くは，2005年から2007年にかけて台湾の長庚大学と中国の浙江大学で集中講義を行った際に全面的に揃え直した．難解で冗長であったかもしれない著者の講義を辛抱づよく聴講してくれた国内外のこれらの学生諸君に感謝するとともに，彼らの中から，本書を参考にしてよりよいテキストを著わしてくれる方が現れるであろうことを期待したい．

　　2008年6月

著　者

目 次

第1章 医工学の成り立ち　　1
- 1.1 医工学がカバーする領域 ………………………… 2
- 1.2 医工学の発展の基礎となったハイテクノロジー ………… 5
- 1.3 医療産業の基盤としての医工学技術 ……………… 12

第2章 診断をサポートする工学（1）―生体情報の計測―　　17
- 2.1 電気的生体情報の計測 …………………………… 18
- 2.2 非電気的生体情報の計測 ………………………… 22
- 2.3 生体情報計測システムの構成 …………………… 24
- 2.4 生体情報計測の特殊性 …………………………… 24
- 2.5 生体電極の特徴 …………………………………… 26
- 2.6 各種の電極 ………………………………………… 28
- 2.7 各種電極による生体情報の計測 ………………… 30
- 2.8 トランスデューサーによる生体情報の計測 …… 40

第3章 診断をサポートする工学（2）―画像処理の技術―　　53
- 3.1 医学における画像情報の意義 …………………… 54
- 3.2 X線診断装置 ……………………………………… 56
- 3.3 コンピュータ断層撮影装置 ……………………… 60
- 3.4 磁気共鳴イメージング装置：MRI ……………… 66
- 3.5 輻射型CT：PETおよびSPECT ………………… 70
- 3.6 超音波検査装置 …………………………………… 72

3.7　3次元画像処理 …………………………………… 74
 3.8　サーモグラフィー ………………………………… 76
 3.9　その他の画像情報処理装置 ……………………… 78

第4章　治療をサポートする工学　—治療に活用される機器—　81

 4.1　医工学的な治療機器・装置の分類 ……………… 82
 4.2　電気刺激装置 ……………………………………… 84
 4.3　極超短波治療装置 ………………………………… 86
 4.4　除細動装置 ………………………………………… 88
 4.5　各種の手術用メス ………………………………… 94
 4.6　高圧酸素治療室 …………………………………… 102
 4.7　人工呼吸器 ………………………………………… 102
 4.8　温熱療法 …………………………………………… 106
 4.9　特殊な器材を用いるカテーテル治療 …………… 106

第5章　臓器機能を代行する工学　—人工臓器—　113

 5.1　人工臓器の進歩・発展 …………………………… 114
 5.2　人工臓器の意義と開発の流れ …………………… 116
 5.3　人工臓器の開発を支えるキーテクノロジー …… 118
 5.4　循環器系の人工臓器 ……………………………… 140
 5.5　呼吸系の人工臓器 ………………………………… 150
 5.6　泌尿・代謝系の人工臓器 ………………………… 154
 5.7　運動器系の人工臓器 ……………………………… 160
 5.8　感覚器系の人工臓器 ……………………………… 164

目　次　　v

第6章　人体を再生する工学　—再生医工学—　169
   6.1　再生医工学の3大因子 ･････････････････････172
   6.2　再生医療の様々な手法 ･･･････････････････････174
   6.3　再生医工学の医・生物学的基礎 ･････････････････175
   6.4　足場基材に要求される性質 ･･･････････････････184
   6.5　臓器再生のためのバイオリアクター ･･･････････････188
   6.6　各種臓器の再生医療 ･････････････････････････200

図表の出典 ･････････････････････････････････････ 213
索　　引 ･････････････････････････････････････ 217

Boxの見出しについて

| 見出し | のものは，発明や工夫にいたった経緯や実際の実験についてのBoxです． |

| 見出し | のものは，対象となる事がらに関する最新の発見，情報などについてのBoxです． |

| 見出し | のものは，その章の中で顕著な事がらや学問領域を動かしたような実験などについてのBoxです． |

第1章
医工学の成り立ち

- 1.1 医工学がカバーする領域
- 1.2 医工学の発展の基礎となったハイテクノロジー
- 1.3 医療産業の基盤としての医工学技術

1.1 医工学がカバーする領域

　医学は，病気の**「診断（diagnosis）」**と**「治療（treatment）」**あるいは**「予防（prevention）」**に関わる，先人から伝えられ蓄積されてきた知識・経験・技術・理論の総体系である．このような本質のために，医学は他の学問より以上に，その時代の最先端の学問や技術を貪欲なまでに吸収して進歩してきた．例えば，X線の発見は，1895年11月になされた純粋に物理学上の発見であったが，その発見のわずか1ヶ月後にはヒトの手の透視に応用されている．

　医療を支援（サポート）する工学としての**「医工学」**は1960年代の後半から体系化されてきた，医学と理工学の境界領域に属する学問分野である．最近では特に，科学・技術が急速に進歩しているので，医学をとりまく境界領域はますます広がりをみせている．工学の医学への応用という面で**「医用工学」**という呼称も初期には用いられたが，この名称では実用性が強調されているように感じられるところから，最近では「医工学」と呼ぶのがふつうである．欧米では，Medical Engineering（ME）あるいは Biomedical Engineering（BME）と呼ばれている[1-7]．

　医工学の包含する分野は，図1に示すように，医学と工学の極めて広い分野に及んでいる．疾病の**"診断"**に必要な情報を得るための技術としては，心電図，脳波，血圧，血流量などの生体情報を計測しモニターする装置，X線やサーモグラフィーなどの画像装置などがある．一方，疾病の**"治療"**に用いられる医療機器としては，除細動装置やレーザーメス，人工臓器など，対象となる技術は極めて多岐に及ぶ．これらの医工学技術を支える理工学の理論や技術もエレクトロニクス，高分子化学，機械工学，化学工学など非常に幅広い分野の学問が関係している．これらの技術は，関連する医学と工学の分野が広範にわたるだけでなく，それぞれが現在も着実に進歩，発展を遂げているので，その全貌を把握することは容易ではない．しかし医工学のカバーする領域は，表1に示す6つの分野のいずれかに関係していると考えてよいであろう．

1.1 医工学がカバーする領域

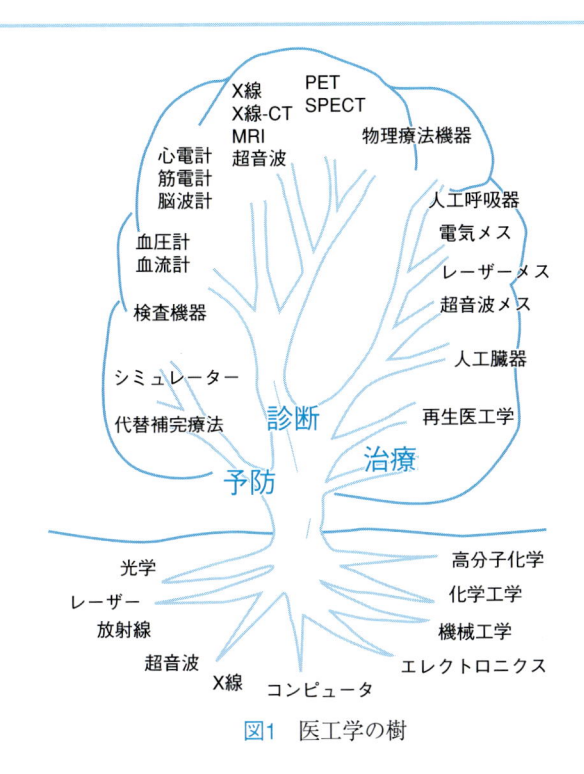

```
                    PET
            X線    SPECT
            X線-CT
     心電計   MRI         物理療法機器
     筋電計   超音波
     脳波計
                          人工呼吸器
     血圧計                電気メス
     血流計                レーザーメス
                          超音波メス
     検査機器
                          人工臓器
     シミュレーター
     代替補完療法   診断   再生医工学
              予防      治療


         光学            高分子化学
         レーザー        化学工学
         放射線          機械工学
         超音波          エレクトロニクス
             X線  コンピュータ
```

図1　医工学の樹

表1　医工学がカバーする技術の領域

- 生体情報の計測の技術：
  　生体の電気的現象あるいは非電気的現象，画像情報などを計測する技術
- 生体情報の処理の技術：
  　計測された生体情報をコンピュータなどで処理する技術
- 病気の治療に用いられる技術：
  　電気メスや除細動装置，物理療法などに用いられる技術
- 生体機能の代行の技術：
  　人工臓器や再生医療の手法によって生体の機能を代行させる技術
- 生体機能の理解への応用：
  　生体の複雑な機能を理工学の手法によって解析，理解する方法
- 生体機能の理解の理工学へのフィードバック：
  　生体の高度な機能に学び，それを模倣することによって理工学の技術を改良，開発する技術

表1において，**生体情報の計測の技術**とは，第2章で詳しく述べるように，生体の電気的現象あるいは非電気的現象を計測する技術を指す．最近では「バイオ・センシング（bio-sensing）」というような呼称も用いられている．医療機器の具体的な例としては，心電計，脳波計，血圧計，血流計などがある．

生体情報の処理の技術は，計測された生体情報をコンピュータなどで処理する技術に関わるものである．第3章で述べるように，X線-CT（X線コンピュータ断層撮影装置）やMRI（磁気共鳴イメージング装置）などがこの範疇に含まれる．

病気の治療に用いられる技術は，第4章で述べるように，様々な原理や方法によって疾病の治療を行うための機器や装置に関するものである．電気メスや除細動装置，物理療法などに用いられる技術がこれに含まれる．

生体機能の代行の技術は，荒廃した臓器の機能を人工臓器や再生医学・再生医療の手法によって代行させる技術に関するものである．人工臓器については第5章で，再生医学的な方法については第6章で取り上げる．

以上とはやや性質が異なり本書では取り扱わないが，**生体の複雑な機能を理工学の手法によって解析，理解する基礎的な研究**なども医工学の分野に含まれる．例えば，生体の構造や機能を力学（メカニクス）の手法を用いて解析する**バイオメカニクス（biomechanics）**という分野は，特に血液循環系や運動器系の疾病の成因についての理解を深めるために有益な示唆を与えるので，広く研究されており，大きな研究領域が形成されている[8]．また鳥や昆虫の飛行や移動のメカニズムを研究することも飛行機やロボットの設計には必要であることは容易に理解できる．

以上に挙げたような，理工学の知識を医学に応用する方向とは逆に，**生体機能に学ぶことによって得られた知識を理工学にフィードバック**する研究は，生体の高度な機能に学び，それを模倣することによって理工学の技術を改良，開発することを目的としている．例えば，脳の情報処理機構を研究することによって，人工知能（artificial intelligence；AI）やIT（information technology）技術の改良の指針を得るようなバイオニクス（bionics）の研究が挙げられる．

1.2 医工学の発展の基礎となったハイテクノロジー

Box 1（図2）に示すような医工学の代表的な技術は，その時代の最先端の科学技術の影響を受けて進歩してきた．表2は近代の自然科学史の中でエ

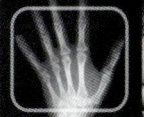

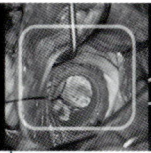

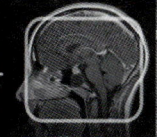

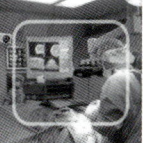

> **Box 1**
> 医学の進歩にエポックを画した医工学技術：「医工学の栄誉の殿堂」
>
> 図は最近アメリカ医工学会；American Institute of Medical and Biological Engineering；AIMBE（www.aimbe.org）が選定した，医工学の歴史にエポックを画した重要な医工学技術の代表例である．写真には，50年代を代表するものとして**X線**の進歩・普及，60年代は**人工心臓弁**，70年代は**バルーンカテーテル**，80年代には**磁気共鳴イメージング装置（MRI）**が，そして90年代以降は**画像技術に支援された手術**が示されている．図の上下には，そのほかの重要な医工学技術の進歩が書かれており，その中の多くは，本書の各章でその概要を示す．
>
> **1950年代以前**
> ・人工腎臓
> ・X線
> ・心電計
> ・心臓ペースメーカー
> ・体外循環
> ・抗生物質製造技術
> ・除細動装置
>
> **1970年代**
> ・コンピュータ断層撮影装置（CT）
> ・人工大腿・膝置換
> ・バルーンカテーテル
> ・内視鏡
> ・遺伝子組替え植物/食物
>
> **1990年代以降**
> ・遺伝子シークエンスとマイクロアレイ
> ・PET
> ・画像処理を利用した手術
>
> **1960年代**
> ・人工心臓弁置換
> ・眼内レンズ
> ・超音波
> ・人工血管
> ・血液分析と血液処理技術
>
> **1980年代**
> ・磁気共鳴断層撮影装置（MRI）
> ・レーザーによる手術
> ・血管内留置ステント
> ・遺伝子組替え薬剤
> ・遺伝子組替え植物/食物
>
> 図2 医学の進歩にエポックを画した医工学技術（口絵1参照）
> （AIMBE, 2007）

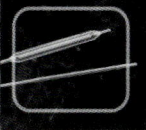

ポックを画した重要な発見や発明を示しているが，それらのいずれもが医学の進歩と深く関わっていることがわかる．それぞれの時代のいわばハイテクノロジーが医学とどのように関わってきたかを想起することは，医工学の発展を理解する上で有益であろう．

1.2.1 電磁波

電磁波（electromagnetic wave）とは，電場と磁場が相互に作用して発生するエネルギーの波を総称するものであり，放射線，可視光線，電波の3種に大別される（図3）．ファラデー（M. Faraday）は，1831年に電磁誘導の現象を発見し，電磁気学の基礎を築いた．電磁場も真空中または物質中を光速度で伝播することは，1864年にマクスウェル（J. C. Maxwell）が理論的に予言し，1888年にヘルツ（H. Herz）によって実験的に証明された．電磁波は，現代の文明生活にはなくてはならないものとして，われわれの日常生活のあらゆる場面に深く関わっている．医学，医療への応用については，**生体情報の計測**，**X線**，**X線-CT**（X線コンピュータ断層撮影装置），**PET**（**p**ositron **e**mission **t**omography；陽電子放出断層撮影装置）や**医用レーザー**，**放射線を利用した癌の治療法**などは，電磁波の利用によってはじめて可能となった技術の体系である．

1.2.2 エレクトロニクス

医工学の歴史は**電子工学**（electronics；エレクトロニクス）の医学への応用という形で発展してきたので，初期においては，「**医用電子工学；m**edical **e**lectronics」を意味する略称として「**ME**」という呼称が広く使われてきた．その後，電子工学以外の工学技術の導入がはかられ，「**ME**」は，より広く「医工学；**m**edical **e**ngineering」の略称と考えられるようになった．しかし，現在でも生体情報の計測やその処理はMEの最も中心的な課題であるので，ME技術の主流として，エレクトロニクスの占める割合は依然として大きい．医用計測機器の進歩は1948年の**トランジスター**（transistor）の発明に負うところが大きい．特に，**電界効果型トランジスター**（field **e**ffect **t**ransistor; **FET**）

表2 医工学の基礎を拓いた発明・発見

- 1831　電磁誘導現象の発見（ファラデー；M. Faraday）
- 1895　X線の発見（レントゲン；W. Roentgen）
- 1903　心電計の発明（アイントーベン；W. Einthoven）
- 1934　ナイロンの発明（カローザース；W. Carothers）
- 1948　トランジスターの発明（ショックレー；W. Shockley, ブラッテン；W. Brattain, バーディーン；J. Bardeen）
- 1960　レーザーの発見（メイマン；T. Maiman）
- 1972　X線-CTの発明（ハウンスフィールド；G. N. Hounsfield, コーマック；A. M. Cormack）
- 1985　フラーレンの発見（クロトー；H. Kroto, スモーリー；R. Smalley, カール；R. Curl）

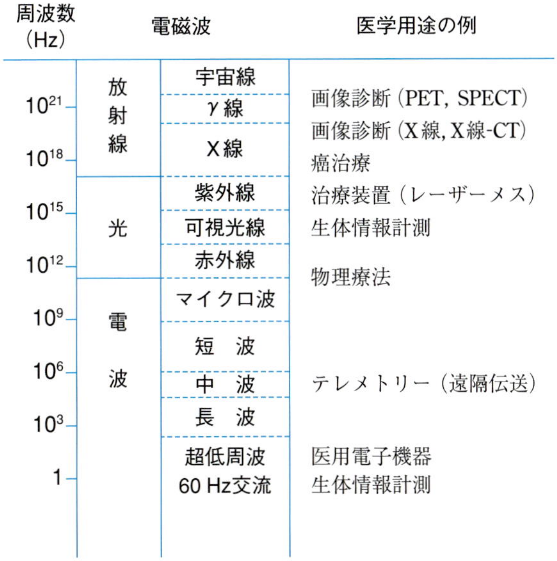

周波数(Hz)	電磁波		医学用途の例
10^{21}	放射線	宇宙線	画像診断（PET, SPECT）
		γ線	画像診断（X線, X線-CT）
10^{18}		X線	癌治療
	光	紫外線	治療装置（レーザーメス）
10^{15}		可視光線	生体情報計測
10^{12}		赤外線	物理療法
10^{9}	電波	マイクロ波	
		短波	
10^{6}		中波	テレメトリー（遠隔伝送）
10^{3}		長波	
1		超低周波 60 Hz交流	医用電子機器 生体情報計測

図3　電磁波の種類と医学的用途

は，医用計測機器の増幅器に適した性能を有するところから，**心電計**などの医用電子回路の主役となる素子として広く用いられてきた．

1.2.3 レーザー

レーザー（laser）は，**l**ight **a**mplification by **s**timulated **e**mission of **r**adiation（光の誘導放出を利用した光波の増幅）を意味する造語が日常化して科学技術の広い分野に定着したもので，もともとは電磁波の一種である．その本体は，1960年にメイマン（T. Maiman）がルビーを用いてはじめて発振に成功した"人工の光"である．レーザーは，表3に示すように，"自然光"にない優れた特長を持っている．ここで，**高い指向性**（directivity）とは，レーザーは反射や屈折をさせない限り，細いビーム状でほとんど一直線に進むことを指す．**単色性**（monochromaticy）とは，レーザー光は単一の波長から成る光波である特質を持っていることを指す．"自然光"はプリズムを用いていろいろな色の光に分けられることからわかるように，周波数，波長と位相が異なった波から成り立っているのに対し，レーザー光は周波数，波長が一定であるだけでなく，同じ位相の光を放射するので，通常の光に比べて容易に干渉させることができる．このような性質を**可干渉性**（coherence；コヒーレンス）があるといい，レーザーの特に優れた特性である．また，**高い輝度**（brightness）を持つことによって，光のエネルギーを集中させることができることも自然光より優れている．

このようなレーザー光の特徴を利用して，表4に示すように，特定の波長とエネルギー強度を持つレーザーが各種の診断情報の計測や治療の目的に応用されている．

レーザーの強度からみると，低エネルギーのレーザーは，主として各種の生体情報を計測するために用いられる．特にレーザーの特長のうちで，可干渉性を利用するとレーザー・ドップラー血流計などによる生体情報の計測が可能となる（第2章参照）．また高エネルギーのレーザーは，第4章で扱うような**治療用途**に利用することができる．

表3　レーザー光の特徴

- 高指向性（directivity）：
   光の束が広がらずに鋭いビームで進む性質
- 単色性（monochromaticy）：
   一定の周波数，波長，位相の光だけからなる光としての性質
- 干渉性（coherence）：
   容易に干渉を起こす性質
- 高エネルギー（high energy）：
   増幅作用により強力なエネルギーが得られる性質

表4　レーザーの医療への応用
（λ：レーザー光の波長）

診断計測への応用
- 可干渉性の利用　──　血流測定（レーザー・ドップラー血流計）
   He-Neレーザー（λ；633 nm）

治療への応用
- 光刺激作用の利用　──　各種の物理療法，機能回復，レーザー鍼，
   レーザー麻酔，鎮痛
   He-Neレーザー，YAGレーザー（λ；1064 nm），
   He-Cdレーザー（λ；442 nm），
   AlGaAsレーザー（λ；730～780 nm）

- 熱的性質の利用　┬─　レーザー・コギュレーター非切開体内治療
   　　　　　　　　│　　YAGレーザー，Arレーザー（λ；515 nm）
   　　　　　　　　└─　レーザーメス
   　　　　　　　　　　CO_2レーザー（λ；10600 nm）
- 光化学的性質の利用　──　癌の診断・治療，殺菌
   エキシマレーザー（λ；249/308 nm），
   N_2レーザー（λ；337 nm），
   Arレーザー，色素レーザー（λ；517/590 nm）
   半導体レーザー（λ；700～900 nm）

1.2.4 超音波

われわれの耳で聴くことができる音波の周波数は 20 Hz ～ 20 kHz の周波数の範囲にある．**超音波**（ultrasonic waves）とは，20 kHz 以上の周波数を持ち，耳で聴くことはできないが音波の性質を保った波である．医療に用いられているのは，数十 kHz から 10 MHz 程度の超音波であり，表5 に示すように生体情報の計測や治療の目的で利用されている[9]．

超音波は音波の一種であるので，ドップラー（C. Doppler）効果（音波や光の波などの波動の発生源と観測者との相対的な速度によって，波の周波数が異なって観測される現象）を示す．このことを利用して，**超音波ドップラー血流計**（第2章参照）や心エコーなどの**超音波診断装置**（第3章参照）として，生体情報計測用に広く用いられている．一方，超音波の持つ加熱作用，機械的作用，化学的作用を利用すると，**超音波メス**や**結石破砕**，**癌の治療**などの治療機器（第4章参照）として利用することができる．レーザーと同様に，診断と治療への応用の両面で，現代の医療には不可欠の技術となっていることが理解できる．

1.2.5 バイオナノテクノロジー

材料科学（material science；**マテリアルサイエンス**）は，診断のための計測装置や，人工臓器や再生医工学などの治療のための医工学の重要な柱である（第5章，第6章参照）．医療への応用を前提としたバイオマテリアルは，これまではマイクロメートル（μm = 10^{-6} m）のオーダの物質を対象として進歩してきたが，近年，ナノメートル（nm = 10^{-9} m；すなわち DNA のサイズ）のレベルでの材料の特性が注目されるようになった．ここに，バイオテクノロジーとナノテクノロジーの融合技術としての**バイオナノテクノロジー**（bio-nanotechnology）という新しい領域が開拓されつつある[10)-12)]．その対象としては，DNA や脂質膜，タンパク質膜などの生物由来のナノ構造と，半導体や高分子ミセルなどの人工のナノ構造の医・生物学的利用が主なものである．人工的なナノ構造が注目される一つの契機となったのは，**フラーレン**（fullerene）やカーボンナノチューブの発見である．フラーレンは，黒鉛，ダイヤモンド

表5　超音波の医療への応用

・生体情報計測への応用：低エネルギー超音波
　音波としての性質 ┬ ドップラー効果 ── 超音波血流計
　　　　　　　　　 └ エコー効果 ┬── 超音波画像診断装置
　　　　　　　　　　　　　　　　│　　心エコー，胎児，
　　　　　　　　　　　　　　　　│　　乳癌の画像診断
　　　　　　　　　　　　　　　　└── カテーテル型探触子

・治療への応用：高エネルギー超音波
　機械的物理的性質 ┬ 加熱作用 ───── 超音波メス
　　　　　　　　　 ├ 機械的振盪（とう）作用 ── 超音波治療装置
　　　　　　　　　 └ 化学反応促進作用 ┬ 結石破砕装置
　　　　　　　　　　　　　　　　　　　├ 癌治療
　　　　　　　　　　　　　　　　　　　├ 薬物伝送システム；DDS
　　　　　　　　　　　　　　　　　　　├ 遺伝子治療
　　　　　　　　　　　　　　　　　　　└ 再生医療　など

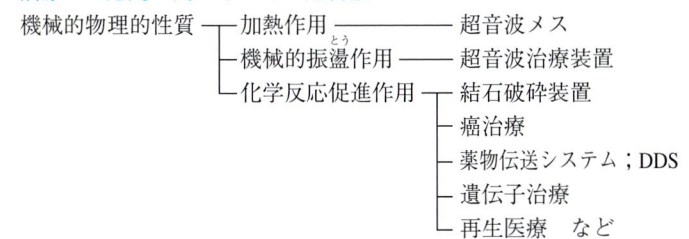

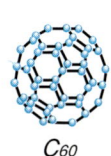

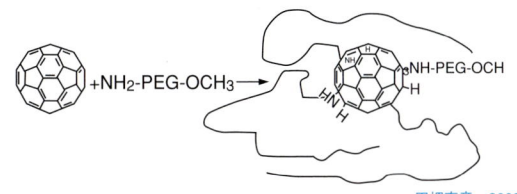

田畑泰彦，2003

a フラーレンの構造の例
b PEGで修飾したフラーレンによる癌の光線力学的治療の試み

図4　バイオナノテクノロジー：フラーレンの世界

に次ぐ"第3の炭素"を総称する，サッカーボールと同様の形をした球形分子であり（図4a），1985年にクロトー（H. Kroto），スモーリー（R. Smalley）とカール（R. Curl）により発見された．また1991年には，グラファイトのシートをチューブ状にした**カーボンナノチューブ**（carbon nonotube）が飯島澄男によって発見された．これらナノサイズの素材は，新しい診断・治療法の開発を可能にするものとして期待されている．例えば，微粒子の加工技術を用いて検査・診断機器を小型化してゲノム解析に応用する**バイオチップ**や，特定の臓器の患部に限局して治療薬を徐放させる**薬物送達システム**（**d**rug **d**elivery **s**ystem; **DDS**；第6章参照）などの研究が近年盛んに進められている[10), 12)]．図4bは，その一例として，水不溶性のフラーレン（C_{60}）をポリエチレングリコール（**p**oly**e**thylene**g**lycol; **PEG**）で修飾して水に可溶化させることによって癌組織に集積させ，光と超音波を照射して活性酸素を発生させて，癌の治療に応用しようとする試みを示す．

1.3 医療産業の基盤としての医工学技術

1940年代以前には，医療にかかるコストの中で大きな比重を占めていたのは医薬品であった．しかし，現代の医療は様々な医療機器によって支えられており，医療機器に関わるコストが大きなウエイトを占めるようになっている．

表6は病床数が100床程度以上の大規模な病院が保有する医療機器の主要なものを示す．表7はわが国における医療機器の生産の現況を示す．この表に示す医療用具の大分類の項目は厚生労働省の分類によるものである．平成15年度のわが国の医療機器の生産の総額は約1兆5千万円に達し，巨大な産業であることがわかる．ちなみに平成16年度における医薬品の生産金額は約6兆5千万円である．表7に示すように，医療機器の中では，**画像診断システム**，**処置用機器**（輸液ポンプ，シリンジポンプなど），**生体機能補助・代行装置**，**生体現象計測・監視システム**，**家庭用医療機器**の占める割合が大きい．このよう

表6　病院における各種の診療機器

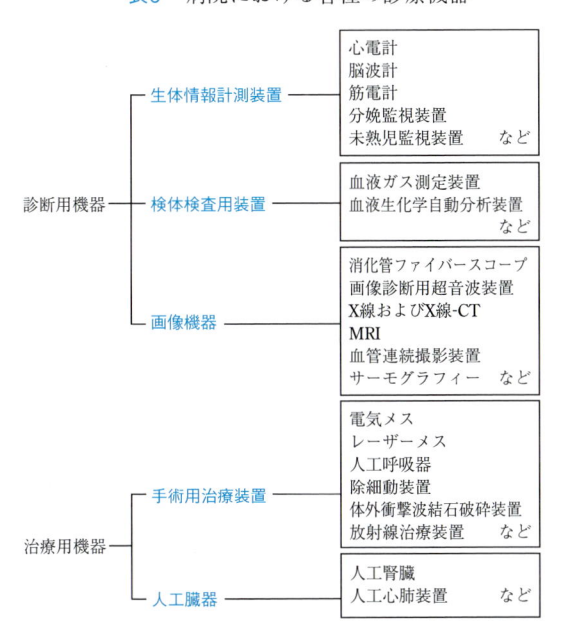

大分類	中分類	機器例
診断用機器	生体情報計測装置	心電計／脳波計／筋電計／分娩監視装置／未熟児監視装置　など
診断用機器	検体検査用装置	血液ガス測定装置／血液生化学自動分析装置　など
診断用機器	画像機器	消化管ファイバースコープ／画像診断用超音波装置／X線およびX線-CT／MRI／血管連続撮影装置／サーモグラフィー　など
治療用機器	手術用治療装置	電気メス／レーザーメス／人工呼吸器／除細動装置／体外衝撃波結石破砕装置／放射線治療装置　など
治療用機器	人工臓器	人工腎臓／人工心肺装置　など

表7　医療機器生産統計
「薬事工業生産動態統計年報」による．

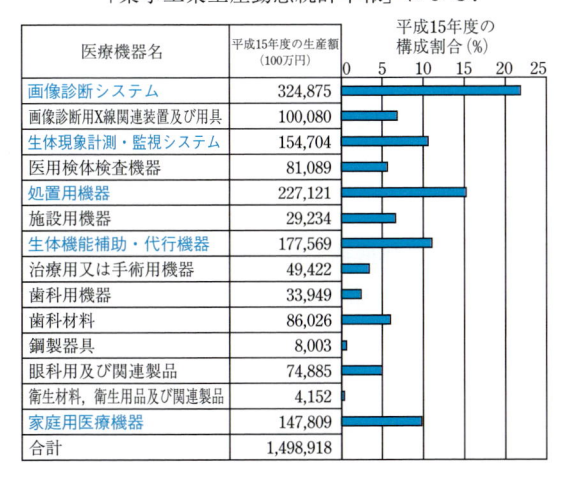

医療機器名	平成15年度の生産額 (100万円)
画像診断システム	324,875
画像診断用X線関連装置及び用具	100,080
生体現象計測・監視システム	154,704
医用検体検査機器	81,089
処置用機器	227,121
施設用機器	29,234
生体機能補助・代行機器	177,569
治療用又は手術用機器	49,422
歯科用機器	33,949
歯科材料	86,026
鋼製器具	8,003
眼科用及び関連製品	74,885
衛生材料，衛生用品及び関連製品	4,152
家庭用医療機器	147,809
合計	1,498,918

な医療機器産業の統計は，毎年，厚生労働省（www.mhlw.go.jp）から「薬事工業生産動態統計」として公表されており，インターネットで容易に検索できる．また，世界の医療機器の産業の動向は，AdvaMed（Advanced Medical Technology Association；アメリカ先進医療機器工業会（www.advamed.org））のホームページなどで知ることができる．これらの統計からも，医療機器が現代の医療の中で不可欠の要素となっていることが理解できる．

医療機器を取扱う専門職としては，**医師**，**看護師**，**理学療法士**，**作業療法士**，**診療エックス線技師**，**臨床検査技師**，**衛生検査技師**，**臨床工学技士**などの多様な職種がある．この中では特に，臨床工学技士（clinical engineer）という資格は，第4章，第5章で扱う人工呼吸器，人工腎臓などの生命維持装置の操作，保守，管理に責任を持つ専門職として，1987年に制定された「臨床工学技士法」により，臨床工学技士[13],[14]が国家資格として認定されたものである．欧米では古くからその必要性が認識されて病院での配置が義務づけられていたが，わが国でも国家資格として認定されるようになったことの意義は少なくない．現在では専門学校でその養成が進められており，病床数の多い病院では多くの臨床工学技士が活躍している．

❖ さらに学習するための参考図書 ❖

1) 木村雄治：医用工学入門，コロナ社，2001
2) 小谷　誠，福井康裕，松尾正之（編）：メディカル・エンジニアリング，朝倉書店，1991
3) 立石哲也（編著）：メディカルエンジニアリング，米田出版，2000
4) 日本機械学会（編）：生体機械工学，丸善，1997
5) 日本エム・イー学会（編）：ME教科書シリーズ全37巻，コロナ社，1999〜（刊行中）
6) 日本電子機械工業会（編）：改訂　ME機器ハンドブック，コロナ社，1996
7) J. D. Enderle, S. M. Blanchard, J. D. Bronzino (Eds.): Introduction to

Box 2 医工学元年：心電計の発明

心臓の収縮のメカニズムを研究していた，オランダのライデン大学の生理学教授であったアイントーベン（W. Einthoven）は，極めて精巧な心電計を発明し，世界で最初に記録された心電図を1903年に発表した．図5a がその心電計，図5b がはじめて記録されたヒトの心電図である．

図5a の心電計はよくできたものであったが，重量が100 kg もあり，技師が5人がかりで操作するような代物であった．当時は，第2章で述べるような性能のよい電極がなかったので，水を満たした桶に手足をつけて電極としているのが興味深い．しかし，アイントーベンの心電計の性能は抜群で，直ちに世界中で心臓病の診断に活用されるようになった．1940年代以降に医用電子工学技術が応用されて，心電計は小型化され，現在では100 g程度で24時間の心電図が記録できるほど小型，軽量化された．

近代的な意味での医用電子機器がはじめて開発された年という点で，この1903年は「医工学元年」と呼ばれる．ちなみにこの年は，ライト兄弟（W. Wright, O. Wright）がはじめて飛行機で空を飛んだ年であり，あい異なった2つの分野で新しい時代が開拓された年である．

心電計が広く臨床に応用されるようになった本家のライデン大学病院は，アイントーベンが研究していた生理学実験室とは1.5 km も離れていたので，病院と実験室をケーブルで直結して利用したという．いわば，生体情報のテレメトリー（telemetry；遠隔伝送）実験のはしりといえる．

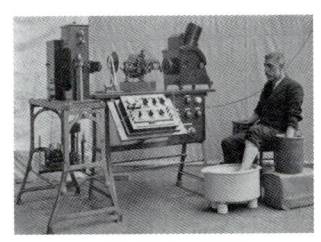

a アイントーベン；W. Einthovenによって発明された心電計

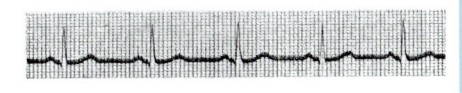

b 世界で最初に記録された心電図

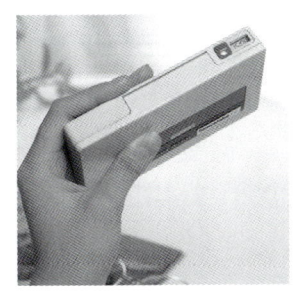

c 現在のポータブル心電計

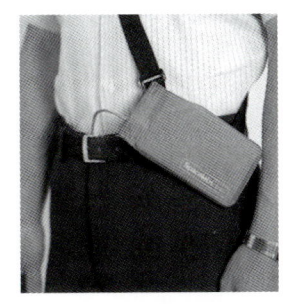

d 24時間記録可能なホルター（Holter）心電計

図5　心電計の進歩

Biomedical Engineering (Academic Press Series in Biomedical Engineering) (2nd Ed.), Academic Press, 2005

8) 林　紘三郎：バイオメカニクス，コロナ社，2000
9) 伊東紘一（編）：超音波医学最前線 ― 新技術と臨床応用，別冊・医学のあゆみ，医歯薬出版，2004
10) 嶋本伸雄（編）：ナノバイオ入門 ―ナノバイオロジーとナノバイオテクノロジー，サイエンス社，2005
11) 堀池靖浩，片岡一則（編）：バイオナノテクノロジー　ナノテクノロジー基礎シリーズ，オーム社，2003
12) 植田充美（監修）：ナノバイオテクノロジーの最前線，シーエムシー出版，2003
13) 小野哲章，峰島三千男，堀川宗之，渡辺　敏（編）：臨床工学技士標準テキスト，金原出版，2002
14) (財) 医療機器センター（編）：ME機器保守管理マニュアル　臨床工学技士の業務を中心として（改訂2版），南江堂，1996

第2章

診断をサポートする工学（1）
―生体情報の計測―

- 2.1 電気的生体情報の計測
- 2.2 非電気的生体情報の計測
- 2.3 生体情報計測システムの構成
- 2.4 生体情報計測の特殊性
- 2.5 生体電極の特徴
- 2.6 各種の電極
- 2.7 各種電極による生体情報の計測
- 2.8 トランスデューサーによる生体情報の計測

第2章　診断をサポートする工学 (1) ―生体情報の計測―

　病状を判断し正確な診断を得るためには，患者の生体情報を正確に計測する必要がある．病態の指標となる生体情報は無数に存在するが，医療で頻繁に用いられる生体情報としては，情報の根本的な性質において異なる3つの種類のものが基本となっている．すなわち，心電図や脳波のようにもともと生体が発する**電気的信号**と，血圧や血流量のように本来は**非電気的信号**，そしてX線写真に代表されるような**画像情報**である．

　電気的信号は生体電極で検出され，非電気的信号はトランスデューサーという変換器で電気的信号に変えて検出される．画像情報は，第3章で述べるように，光電的な手法で対象物を走査して電気的信号に変えて検出される．

2.1　電気的生体情報の計測

　生体から得られる**電気的信号**（bioelectric signals）は，細胞の活動そのものが電気的信号を発生し，細胞または器官・組織の電気的特性が変化することに由来する．これは，細胞膜を介してNa^+やK^+などのイオンが出入りすることによって，細胞膜電位が変化するためである．このような信号には，神経細胞，筋細胞，分泌細胞などの**活動電位**と**静止電位**がある．一方，これとは別のメカニズムによる電気的信号の変化もある．例えば，眼の動きに伴う角膜と網膜の間の電位差の変化を記録する電気眼振図，細胞や組織が損傷したときに生じる損傷電流などである．

　これらの電気的信号を検出するのが，**生体電極**（biomedical electrode）である．臓器や組織に固有の電気的信号としては，**心電図**，**脳波**，**筋電図**，**心磁図**などの多数の電気的信号が測定対象となる．

　代表的な生体の電気的信号の例を図6に示す．これらの信号は，生体を対象としない通常の電気的計測の対象となる信号と比べると，次のような特徴がある．

① 生体の電気的信号は，直流（DC）から数kHzの周波数成分を含んでいる．
　　この周波数帯域は，理工学で通常扱う信号と比べてはるかに低いので，信

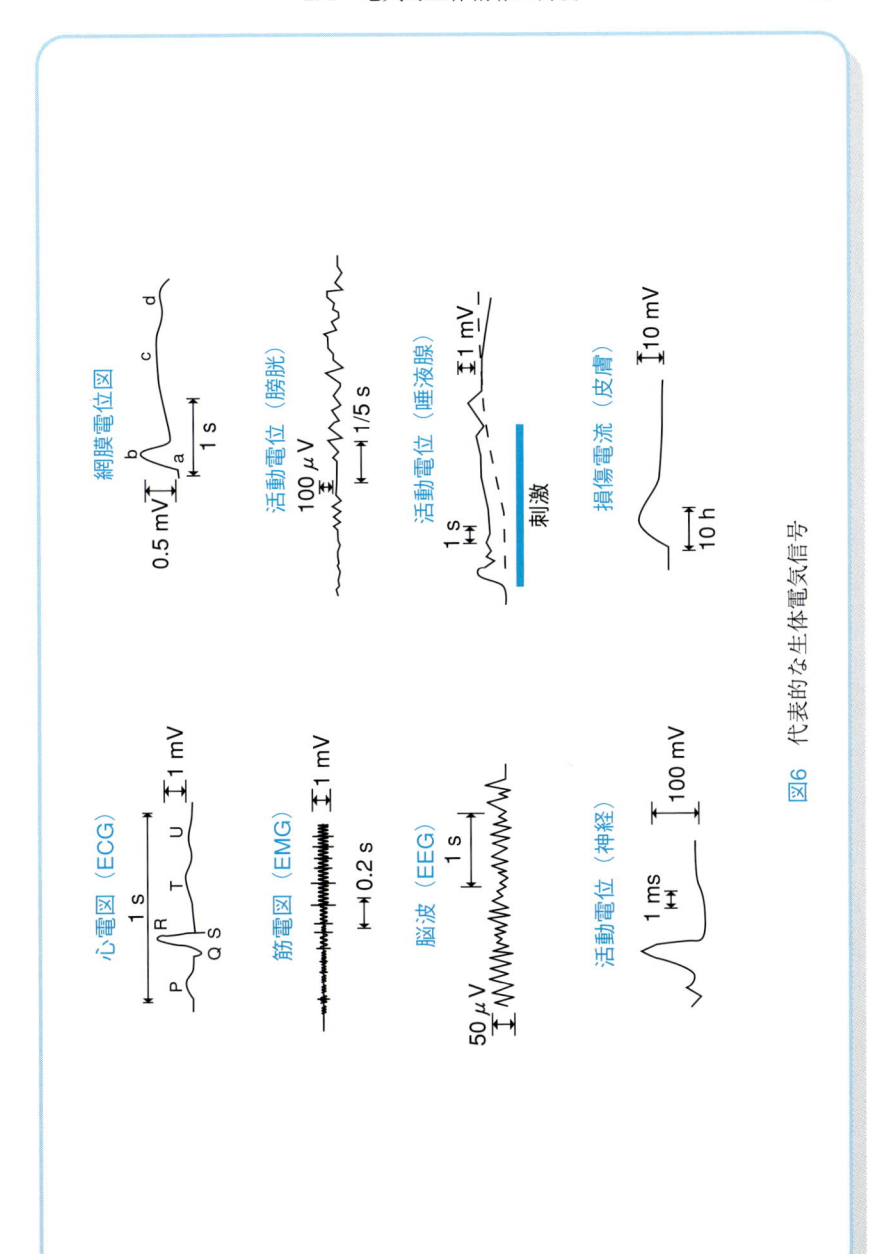

2.1 電気的生体情報の計測

図6 代表的な生体電気信号

② 図6に示されているように，計測の対象となる生体信号のシグナルのレベルは，数mvから数十μvの範囲の微弱な信号であり，その信号を記録するためには，電圧，電流または電力を増幅するための**増幅器**（amplifier）が必要となる．
③ 信号レベルが低いために，種々の原因による**雑音**（noise；ノイズ．"人工産物"という意味でアーティファクト；artifactともいう）の影響を受けやすい．

この雑音には，体動によって電極と皮膚との接触抵抗が変化することによる**基線の動揺**（drift；ドリフト）のほかに，測定系が内蔵する交流電流の電磁誘導に由来する**交流誘導雑音**（hum；ハム），増幅器の電子素子による**雑音**（狭義のノイズ）などがある．生体情報を正確に計測するには，これらの雑音を排除して必要な情報が含まれる周波数のみを処理する**フィルター**（filter；濾波器）を設けるなど，エレクトロニクス回路が適切に設計される必要がある．生体情報の計測は"雑音との闘い"であるといってもよく，エレクトロニクスが医工学の進歩に不可欠な基盤技術であったことも理解できる．

図6に示した各種の生体情報はいずれも生体の電気的信号の経時的な変化を示している．そこで，これらを総称して**時系列情報**（time series information）という．この中には，心電図のように信号の変化のパターンが決まっている**決定論的時系列情報**と，脳波のように次の時刻での変化が予測できない**確率論的時系列情報**がある．心電図や網膜電位図のような決定論的時系列情報では，図6に示したように，心電図のP波，QRS波，網膜電位図のa, b, c, d波などのように，それぞれに特徴的な波に固有の名称がつけられている．一方，脳波などの確率論的時系列情報では，**周波数分析**（frequency analysis；ある時系列情報がどのような周波数を持つ波から成っているかを分析する手法）という手法を用いると，特定の周波数の帯域に特徴的な変化がみられるので，脳波のα波，β波などのように固有の波の名称がつけられる．

Box 3 血液循環の発見

血液は，心臓から駆出されて動脈系に送られ，毛細血管をはじめとする微小循環系を介して静脈系を通り心臓に戻るという血液循環の原理は，ハーベー（W. Harvey）によって1628年に発見されたとされている．いまではしごく当たりまえのこの学説が17世紀まで受け入れられなかったのは不思議に思えるが，当時は肺循環系と体循環系の解剖学的な関連が十分に理解されていなかったためであるようである．図7aは，このハーベーの血液循環説の根拠としてしばしば引用される有名な図である．腕の異なった部位を結紮して静脈の"怒張"を確かめることによって，血液が体の中枢の方に戻ることを確かめたとされている．しかし，より重要なハーベーの功績は，彼と同時代の科学者であったガリレオ・ガリレイ（G. Galillei）が発見した「振子の等時性の法則」を利用して心拍数を計測し，心臓の容積を考慮して心拍出量を計算し，このような大量の血液が体内で作り出されるはずがないとして，「精気説」を否定して「血液は循環する」ことを主張したことにある．すなわち，ハーベーは数理的考察を生物の機能の解析にはじめて導入したという点で，科学史に画期的な功績を残したといえる．

一方，古代中国では，紀元前2500年に書かれたという"黄帝内経"という世界最古の医学書の中にすでに「血液が循環する」という思想が述べられている．このような考え方はその後，"脈経"という医学観につながり，現代に至る中国伝統医学の基礎となっている．図7bは，法隆寺に残されている釈迦涅槃像であり，釈迦の侍医ジバカが臨終の釈迦の脈をとっている姿が現代の医師の触診のそれと重なっているのが興味深い．

このような血液循環に対する理解に代表されるように，鍼灸などの中国やインドの伝統医学が見直され，補完代替医学（complementary and alternative medicine）という分野が最近注目されている．

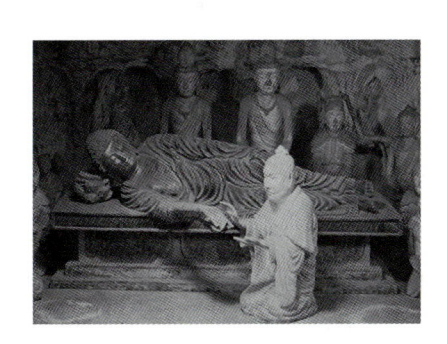

a ハーベイによる血液循環の発見

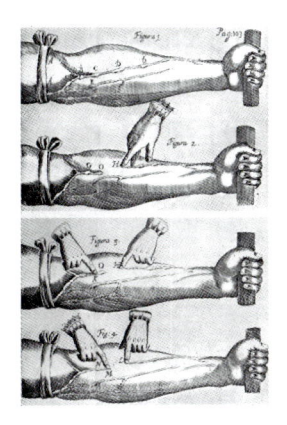

b 釈迦涅槃像（法隆寺）

図7　血液循環の発見

2.2 非電気的生体情報の計測

非電気的信号（non-electronic signal）の例としては，**血圧**，**血流量**，**血液ガス組成**など多数の現象がある．これらの信号の検出には表8に示すように，何らかの物理的法則あるいは物理化学的原理に基づいて，生体情報を電気的な信号に変換して測定を行うのがふつうである．例えば，心音を計測する心音計は，マイクロフォンの原理と同じように，「ピエゾ（圧電）効果（piezo-electric effect；"piezo-"は「圧す」を意味する連結形）を持つある種の結晶（例えば水晶，チタン酸バリウム）が振動すると電位差が生じる」という法則を利用している．このように，非電気的信号の測定のために用いられる装置は，「信号を変換する」という意味から**トランスデューサー**（transducer；変換器）と呼ばれる．信号を検出するという側面を強調して，**センサー**（sensor）という用語も最近ではよく用いられる．

市販されているトランスデューサーの例を図8に示す．図に示すように，循環器系，呼吸器系，脳神経系，聴覚系，視覚系，泌尿器系などの機能に関連する非常に多種類の生体信号を市販のトランスデューサーによって計測することができる．トランスデューサーの素子となり得るもの，あるいはその原理となる物理法則は無数に存在するので，表8に代表的な例を示すように極めて多くの種類の生体情報計測用のトランスデューサーが存在することになる．また新しい素材が出現すれば，より性能のよい新たなトランスデューサーが開発されることが期待できる．

循環器系，呼吸器系，脳神経系のトランスデューサーが必要な理由は，例えば，救急・救命の現場や手術室，ICU（intensive care unit；集中治療室），CCU（coronary care unit；冠疾患集中治療室；"coronary"は「冠のような」を意味する造語要素）などでの患者情報のモニタリングを考えてみるとよく理解できる．**救急・救命**を例にとると，図9に示すように，「救急のABC」と称されている，緊急に必要な処置として，airway（気道の確保），breath（呼吸の確保），circulation（血液循環の確保）が挙げられている．救急患者が担ぎ込まれ，適確な処置をするためにまず必要な情報は，血圧，心拍数，血流量，血液の酸素飽和度，中枢

2.2 非電気的生体情報の計測

表8 トランスデューサーの原理の例

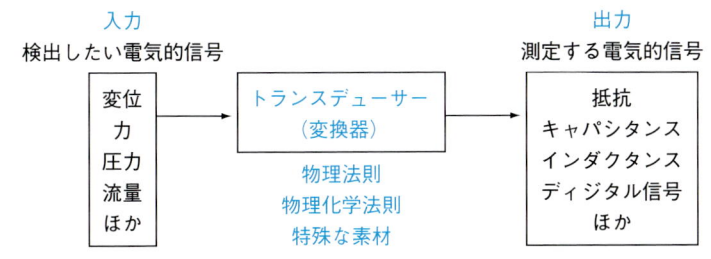

```
入力                              出力
検出したい電気的信号                測定する電気的信号

┌──────┐    ┌──────────┐    ┌──────────┐
│ 変位 │    │トランスデューサー│    │ 抵抗     │
│ 力   │ →  │ （変換器）   │ →  │ キャパシタンス│
│ 圧力 │    └──────────┘    │ インダクタンス│
│ 流量 │      物理法則           │ ディジタル信号│
│ ほか │      物理化学法則        │ ほか     │
└──────┘      特殊な素材         └──────────┘
```

- 筋肉の長さ；変位　　　　　→ ストレイン・ゲージ（ひずみ計）→ 電気抵抗の変化
- 血圧；受圧膜の変位　　　　→ ストレイン・ゲージ（ひずみ計）→ 電気抵抗の変化
- 心音；マイクの受圧膜の変位 → ピエゾ（圧電）素子　　　　　→ 電気抵抗の変化
- 血流量；電磁誘導の法則　　→ 電磁誘導コイル　　　　　　　→ 電圧の変化

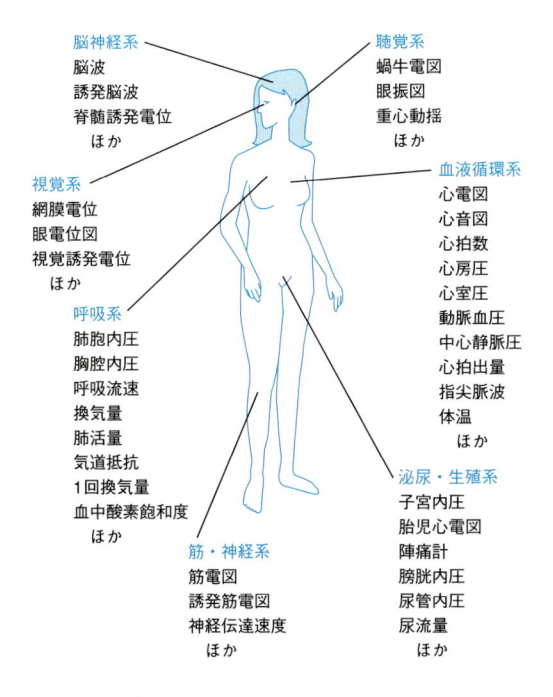

脳神経系
脳波
誘発脳波
脊髄誘発電位
ほか

聴覚系
蝸牛電図
眼振図
重心動揺
ほか

視覚系
網膜電位
眼電位図
視覚誘発電位
ほか

血液循環系
心電図
心音図
心拍数
心房圧
心室圧
動脈血圧
中心静脈圧
心拍出量
指尖脈波
体温
ほか

呼吸系
肺胞内圧
胸腔内圧
呼吸流速
換気量
肺活量
気道抵抗
1回換気量
血中酸素飽和度
ほか

泌尿・生殖系
子宮内圧
胎児心電図
陣痛計
膀胱内圧
尿管内圧
尿流量
ほか

筋・神経系
筋電図
誘発筋電図
神経伝達速度
ほか

図8　各種の生体電極とトランスデューサー

神経機能などであり，非電気的情報の計測のニーズが極めて高いことがわかる．

2.3　生体情報計測システムの構成

　生体の電気的信号あるいは非電気的信号は，生体電極またはトランスデューサーによって検出されて電気的信号になり，増幅され，記録される．このような一般的な生体情報計測システムの構成を図10に示す．

　すでに述べたように，生体情報の信号レベルは低いので，これを表示し記録するためには信号を数千から数万倍に増幅する必要がある．これを1段階の**増幅器**（amplifier）で行うと信号がひずむので，通常は，**前置増幅器**（pre-amplifier）で電圧を増幅し，**主増幅器**（main amplifier）で電力のレベルを上げる2段階の増幅を行う．信号の表示・記録装置としては，ペンレコーダーやオシロスコープが用いられる．最近では，コンピュータに直接に信号を取り込んで処理する方式が一般化している．

2.4　生体情報計測の特殊性

　測定対象が電気的信号あるいは非電気的信号のいずれの場合でも，生体情報の計測に用いられる電子システムの構成は，生体情報以外の計測の場合と変るところはない．しかし，測定対象が生体であるために，表9に示すように，他の分野で用いられるものとは異なった特殊な条件が満たされる必要がある．この中で特に重要な要件として，絶対的な**安全性の確保**がある．すなわち，測定対象の電気的，物理的，化学的な安全性が確保されることが必要となる．計測は可能な限り，**非侵襲的**（non-invasive）に行われなければならない．ここで"**侵襲**（invasion）"とは，「生体を傷つける，あるいは生体内の恒常性を乱す」事象全般を指す，医学独自の用語である．現在用いられている多くの生体情報計測法は，皮膚や組織を傷つけるか，針を刺さなくてはならないので，多少とも侵襲的である．しかし非侵襲的な計測法では概して精度

2.4 生体情報計測の特殊性

ショックの症状の5P
- Pallor（蒼白）
- Prostration（虚脱）
- Perspiration（冷汗）
- Pulselessness（脈拍不触）
- Pulmonary deficiency（呼吸不全）

緊急に測定すべき生体情報
- 心拍数
- 血圧
- 血流量
- 血液の酸素飽和度
- 中枢神経機能

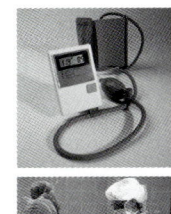

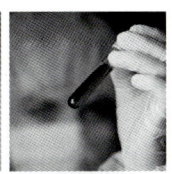

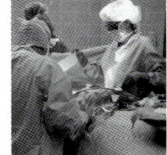

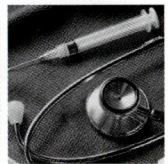

救急のABC
- Airway；気道の確保
- Breath；呼吸の確保
- Circulation；血液循環の確保

図9　生体情報計測の必要性

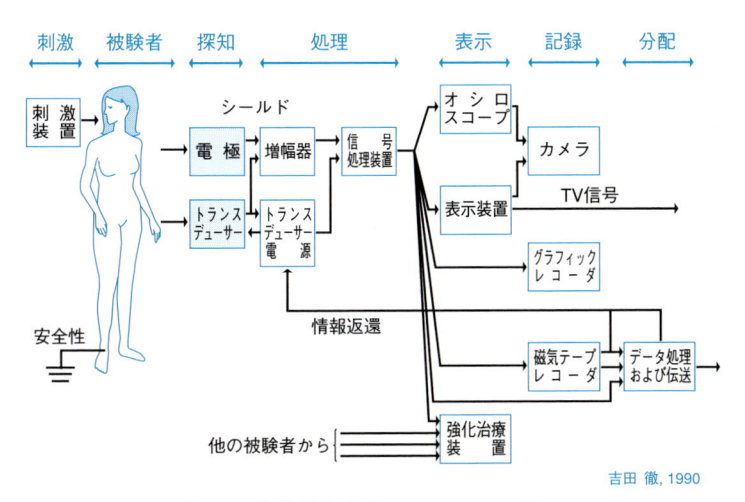

図10　生体電極とトランスデューサー

吉田 徹, 1990

が犠牲になりやすい．また，電磁波や超音波のように，生体への安全性についての議論が決着していないものもある．

2.5 生体電極の特徴

　生体の電気現象を測定するために，エレクトロニクス機器と生体を接合させるものが生体電極である．生体の電気的信号の計測においては，体外の電気回路中の電流は金属中の電子によって運ばれる．しかし生体内では，体液に含まれる電解質中のイオンによって運ばれる．生体電極では，このように電流の担体が異なっており，イオン伝導から電気伝導への変換が電極／生体組織の境界で行われているのが特徴である．

　生体電極で測定されるのは，電気化学的現象でみられる，2種の金属電極を電解質溶液に浸したときに両電極の間に生じる電位差である．生体は，水とイオンを豊富に含み電解質で満たされているので，この電解質と金属電極との境界に生じる界面電位を測定することになる．以上のような生体電極の特徴から，**分極**（polarization）という現象が不可避的に生じ，生体の電気的信号の計測の上で大きなさまたげとなる．これは，電極／電解質の境界では，酸化反応と還元反応が起こって電子が移動する結果，図11aに示すような電荷の勾配が生じ，**電気的二重層**（electrode double layer）が形成されることによる．その結果，図11bに示すように，測定すべき信号の電位差を打ち消すような逆起電力が生じることになり，電荷の移動が行われない，あるいは抑制される状態が生じる．この現象を分極という．**銀／塩化銀**（Ag/AgCl）**電極**（silver-silver chloride electrode）では，図11cに示すように，Ag^+イオンとCl^-イオンからAgClが形成されて電気二重層の形成が抑えられる．

　この分極という現象は，どの生体電極でも避け難く生じるが，生体の電気的信号を可能な限り正確に測定するには，できるだけ分極の少ない**不分極電極**（non-polarized electrode）が望ましい．

　図12には白金電極と銀／塩化銀電極の電圧-電流特性を示す．白金電極では

2.5 生体電極の特徴

表9 生体情報計測システムに求められる要件

- 測定のために生体に侵襲を与えないこと
- 電気的，物理的，化学的な安全性が確保されていること
- 精度が十分にあること
- S/N（信号／ノイズ）比が高く，周波数特性がよいこと
- リアルタイムに計測が可能であること
- 生体ー機械系の界面に由来する雑音が少ないこと

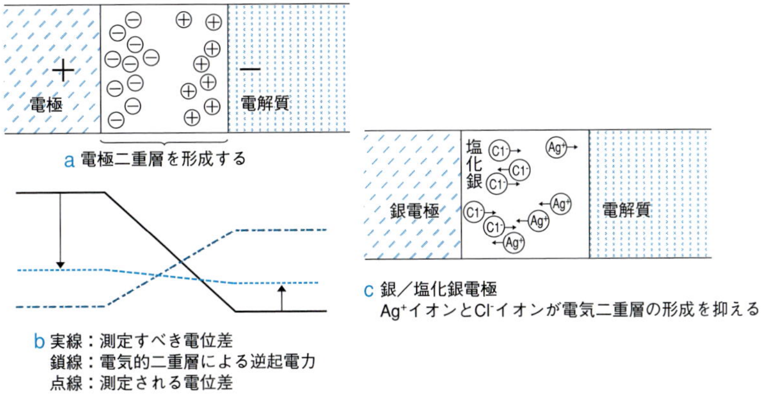

a 電極二重層を形成する

b 実線：測定すべき電位差
　鎖線：電気的二重層による逆起電力
　点線：測定される電位差

c 銀／塩化銀電極
　Ag^+イオンとCl^-イオンが電気二重層の形成を抑える

図11 生体電極における分極現象

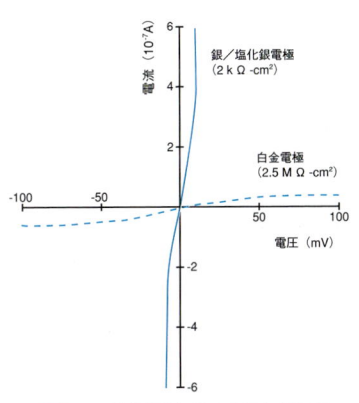

銀／塩化銀電極 ($2\,k\Omega\cdot cm^2$)
白金電極 ($2.5\,M\Omega\cdot cm^2$)
電流 ($10^{-7}A$)
電圧 (mV)

図12 分極電極と不分極電極

わずかな電流を流すのに大きな分極電圧を生じる．このような電極は**分極電極**（polarized electrode）の例である．一方，銀／塩化銀電極ではほとんど分極電圧を生じていないので，不分極電極とみなしてよい．このような不分極電極としては，銀／塩化銀（Ag/AgCl）電極や，亜鉛／硫化亜鉛（Zn/ZnS）電極，カロメル電極などがある．しかし銀／塩化銀電極以外は，生体に有害であるため，生体情報計測の目的には通常は用いられない．

　以上のことから，生体電極の機能を理解するには，"分極"という現象を正しく理解する必要があること，また生体の電気的信号を計測するための電極としては銀／塩化銀電極が基本となっていることが理解できる．

　ちなみに，Box 2（図5a）に示したアイントーベンの心電計では，このような分極の影響を避けるために，水を満たした桶に手足を浸していたことが精密な心電図の計測を可能にしていたと考えられる．

2.6　各種の電極

　銀／塩化銀電極は生体電極の代表的なものとして広く用いられている．これは，銀電極を正電位にして，0.9 % NaCl 溶液中で表面電流密度 1 mA/cm^2 で通電して塩化銀層を沈着させたものである．皮膚との接触抵抗を下げるために，ジェリーあるいはペーストを介して生体と接触させて用いる．銀／塩化銀電極の性能を向上させたものとして広く用いられてきたものにベックマン（A. O. Beckman）電極がある．これは，銀と塩化銀の粒子を加圧成形した電極である．従来の電極に比べ，分極電圧は数十分の一に，**インピーダンス**（impedance；交流回路における電流と電圧の比；すなわち一種の電気抵抗値）は 500 Ω に下がり，体動による雑音が少なくなっている．また，スプレー電極という，NASA（アメリカ航空宇宙局）が宇宙飛行士の心電図の測定のために開発した電極があり，運動中の心電図などの計測に用いられる．現在の心電図電極では，水泳中の心電図や母体中の胎児の心電図の計測も可能になっている．

　実用されている電極には図13に示すように多くの種類がある．まず，実用

2.6 各種の電極

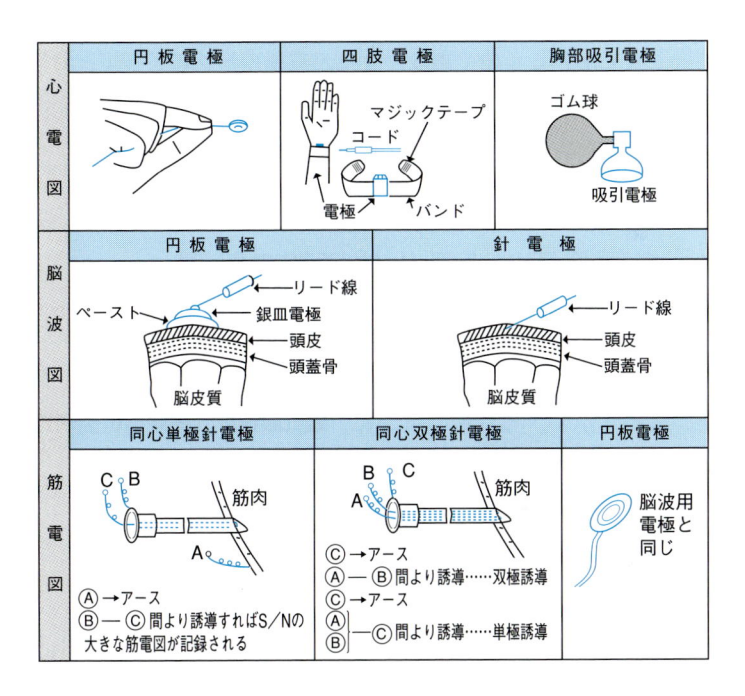

心電図	円板電極	四肢電極	胸部吸引電極
脳波図	円板電極	針電極	
筋電図	同心単極針電極	同心双極針電極	円板電極

心電図　円板電極／四肢電極（マジックテープ、コード、電極、バンド）／胸部吸引電極（ゴム球、吸引電極）

脳波図　円板電極（ペースト、リード線、銀皿電極、頭皮、頭蓋骨、脳皮質）／針電極（リード線、頭皮、頭蓋骨、脳皮質）

筋電図　同心単極針電極（C B、筋肉、A）
　Ⓐ→アース
　Ⓑ─Ⓒ間より誘導すればS/Nの大きな筋電図が記録される

同心双極針電極（B C、筋肉、A）
　Ⓒ→アース
　Ⓐ─Ⓑ間より誘導……双極誘導
　Ⓒ→アース
　Ⓐ─Ⓒ間より誘導……単極誘導

円板電極　脳波用電極と同じ

図13　各種の生体電極

時の操作の容易さや感染の危険性を防ぐために，**使い捨て電極**が用いられることが多い．これに対して**再使用可能電極**も用いられる．また，電極と皮膚との接触の状態により，**間接接触型**と**直接接触型**に分けられる．間接接触型電極では電極-皮膚間の抵抗を下げるためにペーストあるはジェリーを塗って，被検者の皮膚からある距離をおいて用いられる．心電図電極などはこの例である．直接接触型電極は，筋電図の測定に用いられる針電極などのように，直接に組織と接触させて用いるものである．また，電極の形状によって，**針電極**，**皿電極**，**同心電極**，**微小電極**などの名称が用いられる．細胞内の電気活動を測定するための生理学の実験などでは**微小電極**が用いられる．

2.7 各種電極による生体情報の計測

生体電極による生体情報の計測法のうちで臨床的に広く用いられている心電図，脳波，筋電図，生体磁気計測について，計測の目的や装置の構成について以下に概略を示す．これらのほかに，**電気眼振計**，**網膜電位図測定器**なども電気的な生体信号の測定に広く用いられる装置である[1]~[4]．

2.7.1 心電図の計測

心電図（**e**lectro**c**ardio**g**ram；ECG；"cardio-"は「心臓」を意味する造語要素）は，心臓の刺激伝導系という電気的な興奮の伝導経路や心筋の活動性・障害に関する情報を与え，各種の不整脈，心室肥大，心筋梗塞，虚血性心疾患などの診断に特に有効であるため，最も広く臨床的に用いられている生体信号の代表的なものである（第1章 Box 2 参照）．

この心電図を計測するための**心電計**は，心室の興奮によって発生する心起電力を計測するもので，心起電力の向きと電極の位置との関係によって，測定される波形が変化する．電極は，図14a に示すように四肢と胸部に9つの電極を設置し，3種の誘導（標準肢誘導，単極肢誘導，胸部誘導）による心起電力の経時変化を計測する．

2.7 各種電極による生体情報の計測

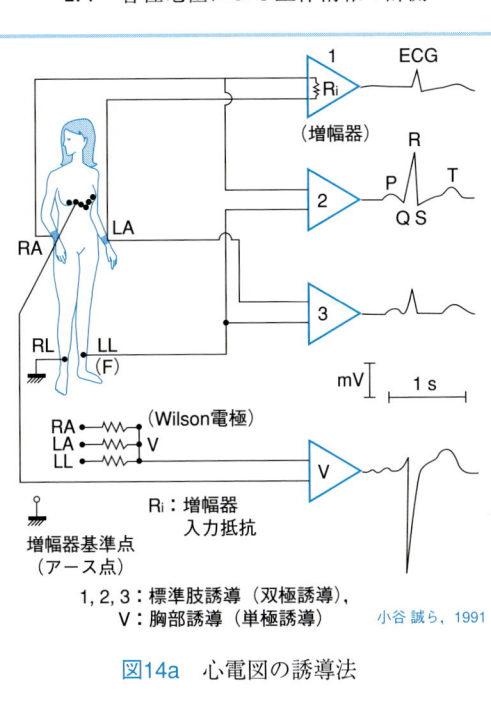

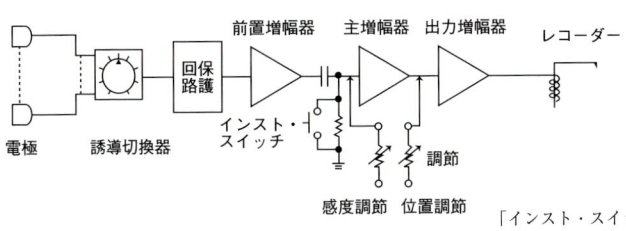

図14a　心電図の誘導法

図14b　心電計の構成

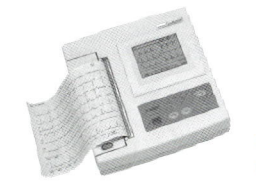

図14c　代表的な心電計

心電計の構成を図14bに，心電計の一例を図14cに示す．誘導切換器で標準肢，単極肢，胸部の誘導を切り換え，電極からの信号を直接に前置増幅器に接続している．前置増幅器はハムを除くために**差動増幅器**（differential amplifier）という型式を用いている．

心電計は，最も典型的な医用電子機器であり，医用機器の中では最初にJIS（**J**apanese **I**ndustrial **S**tandards；日本工業規格）が制定されて規格が保証され，性能も安定している．心電計は使用後に皮膚に電極の跡がつく程度で侵襲性もほとんどなく，単体では安全な装置である．しかし，電極付きのカテーテルを心臓内に挿入してHis束という刺激伝導系の重要な部位の心電図を記録する場合など，アースが外れたりすれば心筋への通電が起こり心室細動（第4章参照）の原因となり得るので危険性がある．これらを未然に防止するため，IEC（**I**nternational **E**lectrotechnical **C**ommission；国際電気標準会議）をはじめとしていろいろの規格が定められている．これらの規格では，信号の**増幅度**（gain）や**時定数**（time constant；システムが最終値の約63.2％に達するまでの応答に要する時間），**同相信号弁別比**（common mode rejection ratio；同相信号としての雑音と測定すべき逆相信号との比）などの医用電子工学的に重要な指標が細かく規定されている．

最近の心電計は，小型化されてコンパクトになり，心電図波形の自動解析機能を備えている．また，長時間の心電図計測が可能となっている．特に24時間の心電図計測とそのデータ処理の機能を有するものは，その開発者の名前をとって**ホルター**（N. J. Holter）**心電計**（第1章図5d参照）と呼ばれ，心機能の診断に活用されている．

2.7.2 脳波の計測

脳波（**e**lectro**e**ncephalo**g**ram；EEG；"encephalo-"は「脳」を意味する造語要素）は，頭表部に設置した64〜128個程度の多数の電極によって，脳の神経細胞から発せられる微弱な電流の時系列情報を測定するものである．脳波検査が有効な疾患としては，脳と直接関係のある疾患のほか，間接的に脳機能障害を起こす疾患のすべてが挙げられる．脳波検査のみで診断を確定することはできな

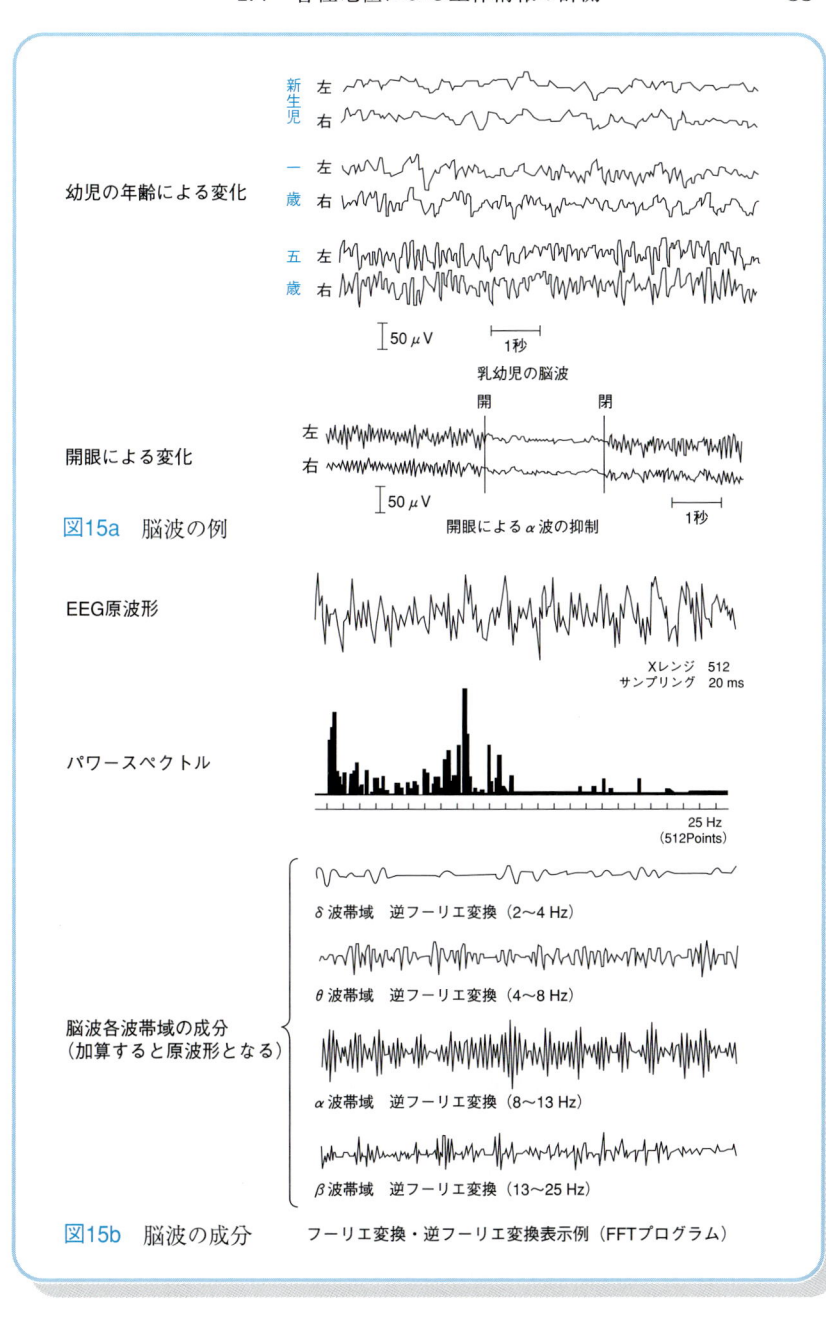

2.7 各種電極による生体情報の計測

幼児の年齢による変化

新生児 左/右
一歳 左/右
五歳 左/右

$50\,\mu V$　1秒

乳幼児の脳波

開眼による変化

開　閉
左/右

$50\,\mu V$　1秒

開眼によるα波の抑制

図15a　脳波の例

EEG原波形

Xレンジ　512
サンプリング　20 ms

パワースペクトル

25 Hz
(512Points)

脳波各波帯域の成分
（加算すると原波形となる）

δ波帯域　逆フーリエ変換（2〜4 Hz）

θ波帯域　逆フーリエ変換（4〜8 Hz）

α波帯域　逆フーリエ変換（8〜13 Hz）

β波帯域　逆フーリエ変換（13〜25 Hz）

図15b　脳波の成分　　フーリエ変換・逆フーリエ変換表示例（FFTプログラム）

いが，脳波のパターンから診断や予後の判定，治療効果を判定することは可能であり，特に"てんかん"の診断には不可欠とされている．また脳腫瘍や脳外傷の傷害部位を判定するなどにも用いられる．脳波の記録の一例を図 15a に示す．

脳波は図 15b に示すように，いろいろな周波数の波が重なり合った波形となっている．この中で，細かく変動する早い成分を速波（β 波；14～25 Hz），ゆっくり変動する遅い波の成分を徐波（θ 波；4～7 Hz，δ 波；0.5～4 Hz），中間の成分を α 波（8～13 Hz）と呼んでいる．

図 16a に脳波計の構成の一例を示す．頭皮上から誘導される脳波は $50\,\mu$V 前後の非常に小さな電位であり，心電図や筋電図及び交流誘導雑音などのノイズを取り除くために，多くの電極を介して導出された脳波は，電極選択器により 1 対のリード線が選択され，前置増幅器の入力となる．前置増幅器は雑音の中から脳波信号を検出し，増幅する．主増幅器はレコーダーを駆動するためのものである．代表的な脳波計を図 16b に示す．脳波検査では，雑音を避けるために，装置の配置に注意を払うとともに，電極の装着を正確に行う必要がある．また，眼球運動などの患者に由来する雑音も問題となる．脳波の計測は膨大な情報を扱うので，目的に適した脳波解析のプログラムを選ぶ必要がある．

2.7.3 筋電図の計測

筋電図（e**lectrom**yo**gram**; **EMG**；"myo-" は「筋肉」を意味する造語要素）は，筋線維の収縮活動により発生する複合的な活動電位を記録したもので，筋肉，神経疾患の診断に利用される（図 17a）．しかし，筋電図単独では診断を確定することはできない．図 17b に筋電図の一例を，図 17c に 2 現象筋電計の構成を示す．筋電図の検査には，**針筋電図検査**と**誘発筋電図検査**がある．前者では，筋肉に針電極を刺入して，安静時の軽度随意収縮と筋の最大収縮時の活動電位の波形およびスパイク出現までの潜時の振幅や種類を測定するものである．誘発筋電図では，運動神経や感覚神経に対して，近位部と遠位部の 2 点で電気刺激を行い，末端の筋腹から筋活動電位を記録してこの間の神経伝導速度を測

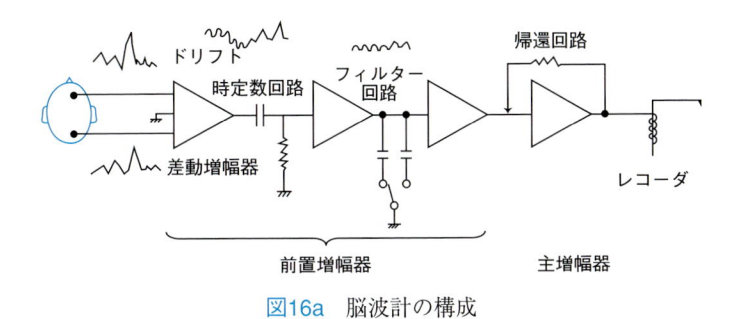

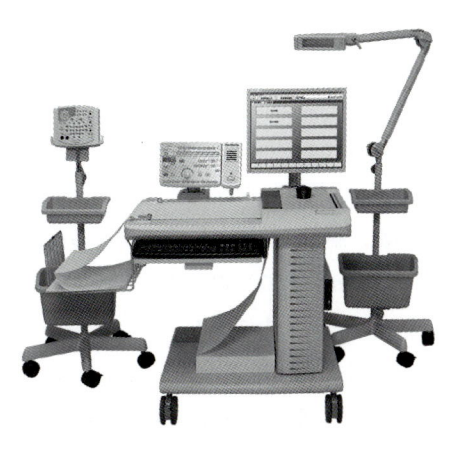

2.7 各種電極による生体情報の計測

図16a 脳波計の構成

図16b 脳波計

写真提供：日本光電工業（株）
EEG-1218・1224

定する．筋電計の必要最小限のユニットは，電極，増幅器，モニターである．装置は代表的な ME 機器として安定な性能のものが供給されている．ただし，アースやシールド（電磁遮蔽），装置の配置などに注意を払わないと，交流誘導雑音（ハム）などの影響を受ける．

これまでに述べた電気的な生体信号の測定がどの程度，日常的に行われているかの概数をみると，病床数が 800 程度の大学病院では，心電図が年間 1 万件以上，脳波は 2,000 件程度，筋電図が 1,200 件程度となり，いずれも利用頻度が高いことがわかる．

2.7.4　生体磁気現象の計測

これまでに述べた電気的信号の計測のための機器は古くから開発されてきたものであるが，比較的最近に実用化されるようになった生体の電気的信号の計測の代表的なものとして，**生体磁気計測**がある．これは，体内を流れる電流によっていろいろな臓器・組織から発生する磁界を検出するものである．しかし，図 19a に示すように生体の発する磁界は地磁気と比べて極めて微弱であるので，これまでは計測が不可能であった．1970 年頃から開発されてきた**超伝導量子干渉素子；SQUID**（**s**uperconducting **qu**antum **i**nterference **d**evice）の進歩によって，非常に感度の高い磁束計が開発され，人体からの微弱な磁界の計測が可能となった．現在では心臓，脳，肺の磁気計測に関する研究が進展している[5]．

心磁図（**m**agneto**c**ardio**g**ram; MCG）の例を図 19b に示す．心電図と比べると心表面上の興奮場所の推定が容易であること，胎児の心磁図も非接触で得られるなどの利点がある．また**脳磁図**（**m**agneto**e**ncephalo**g**ram; MEG）は，脳波と同様に応答は十分に早く，脳内の興奮部位を特定できること，非接触計測であることなどの特長があることから，最近注目されている脳科学研究の有力な手法となることが期待されている．生体磁気計測は，磁気的に遮蔽された特別な施設が必要であり，人体の生理機能検査として日常的に用いられているものではない．しかし，各種疾患の成因を解明する基礎研究の手段として利用される，高度な生体情報計測システムの典型として興味が持たれる．

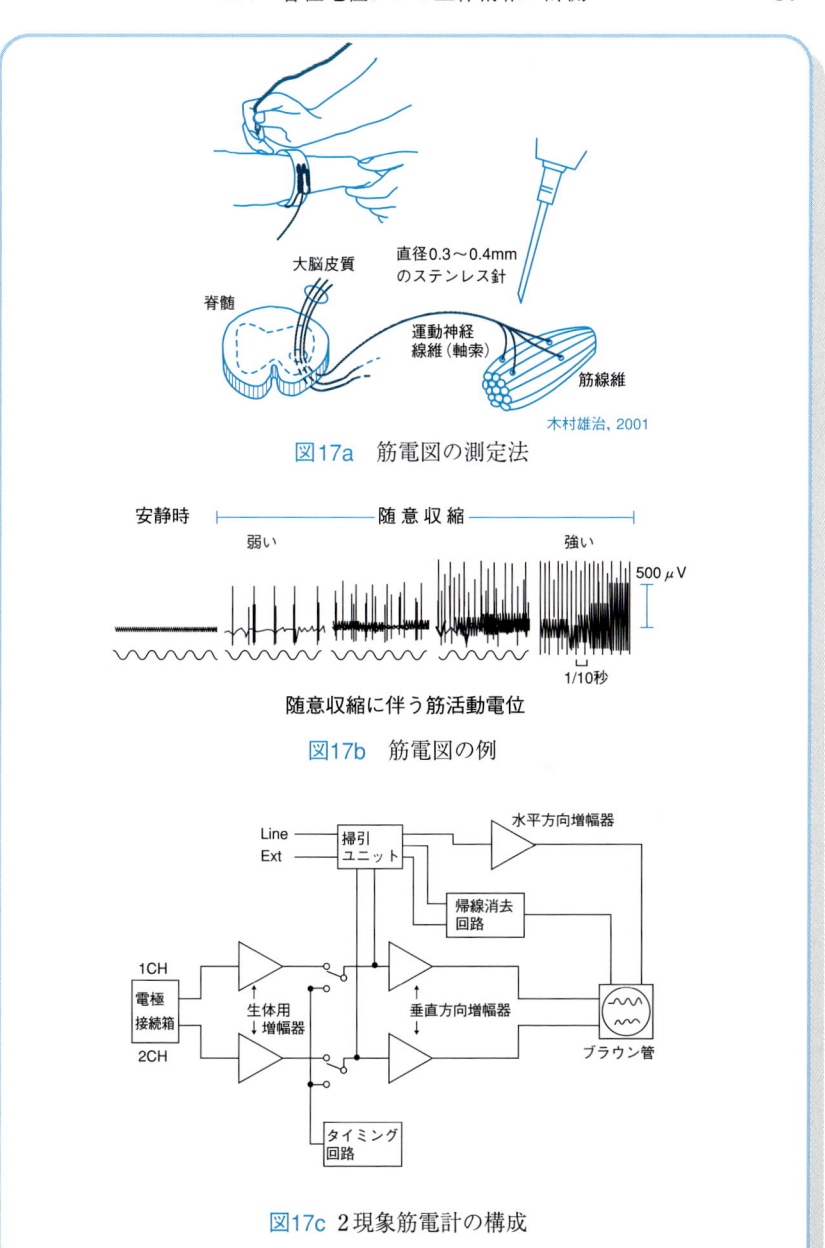

2.7 各種電極による生体情報の計測　　37

直径0.3〜0.4mm
のステンレス針

大脳皮質
脊髄
運動神経
線維（軸索）
筋線維

木村雄治, 2001

図17a　筋電図の測定法

安静時　｜―――随意収縮―――｜
　　　　　弱い　　　　　　強い

500μV

1/10秒

随意収縮に伴う筋活動電位

図17b　筋電図の例

Line
Ext
掃引ユニット
水平方向増幅器
帰線消去回路
1CH
電極接続箱
2CH
生体用増幅器
垂直方向増幅器
ブラウン管
タイミング回路

図17c　2現象筋電計の構成

> **Box 4**
> **血圧の測定をめぐるエピソード**
>
> ヘイルズ（S. Hales）というイギリスの牧師は，1733年に馬の大動脈の血圧を図19aのような方法で測ろうとした．この実験では，馬の頸動脈に挿入したガラス管の中を血液は2.5 mも上昇したという．このような流体の静水圧の測定法は，現在でもマノメーター（manometer；水柱）法として理工学分野で標準的に用いられている．また，手術中の患者の中心静脈圧（右心房の血圧）は静脈還流の指標として重要であるところから，麻酔医は図18bのように腕の静脈にカテーテルを挿入し，その中に生理食塩水を満たしてその液柱がどの位置まで上昇するかをたえず測定している．このとき液柱のゼロ点は右心房の高さに置かれる．ヘイルズはこのようにはじめて馬の大動脈血圧を測定したが，馬の大動脈の流量（心拍出量）もはじめて測定しようとしたといわれている．
>
> 現在のような間接的血圧測定法は，コロトコフ（N. S. Korotkoff）というロシアの軍医が1905年の日露戦争に従軍した際に，動静脈瘻の血管雑音を聴取した発見によって可能となった．本文中にあるように，間接的血圧測定法で聴取している血管音は"コロトコフ音"と呼ばれ，この発見によって拡張期血圧がはじめて測定できるようになった点に意義がある．
>
> a ヘイルズによる馬の動脈血圧の測定（1733）　　b 中心静脈圧の測定
>
> 図18　血圧の測定

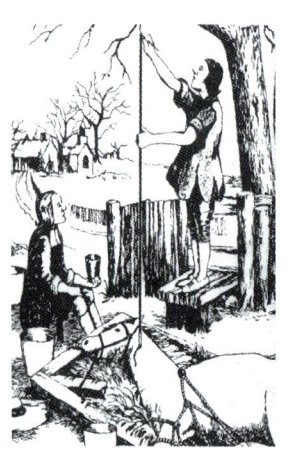

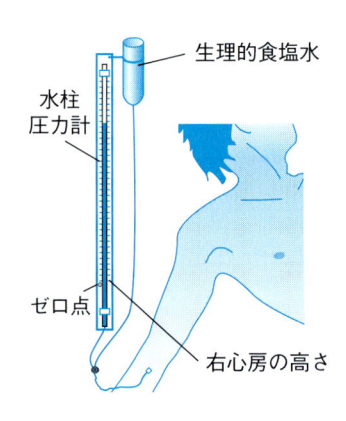

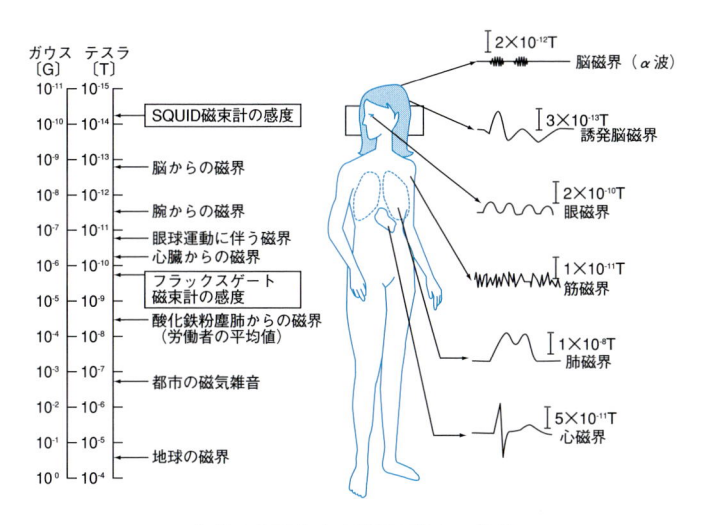

2.7 各種電極による生体情報の計測

ガウス　テスラ
〔G〕　〔T〕

- 10^{-11} / 10^{-15}
- 10^{-10} / 10^{-14} ← SQUID磁束計の感度
- 10^{-9} / 10^{-13} ← 脳からの磁界
- 10^{-8} / 10^{-12} ← 腕からの磁界
- 10^{-7} / 10^{-11} ← 眼球運動に伴う磁界
- 10^{-6} / 10^{-10} ← 心臓からの磁界
- 10^{-5} / 10^{-9} ← フラックスゲート磁束計の感度
- 10^{-4} / 10^{-8} ← 酸化鉄粉塵肺からの磁界（労働者の平均値）
- 10^{-3} / 10^{-7} ← 都市の磁気雑音
- 10^{-2} / 10^{-6}
- 10^{-1} / 10^{-5} ← 地球の磁界
- 10^{0} / 10^{-4}

- 2×10^{-12} T 脳磁界（α波）
- 3×10^{-13} T 誘発脳磁界
- 2×10^{-10} T 眼磁界
- 1×10^{-11} T 筋磁界
- 1×10^{-8} T 肺磁界
- 5×10^{-11} T 心磁界

a 生体から発生する磁界の強さの比較

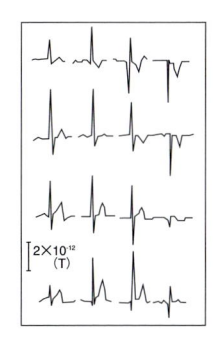

2×10^{-12} (T)

b 胸壁面上で計測された心磁図

小谷 誠ら，1995 一部改変

図19 生体磁気と心磁図

2.8 トランスデューサーによる生体情報の計測

2.2項で述べたように，非電気的な生体情報を計測するために用いられるトランスデューサーの種類は広範に及ぶので，以下では，**循環器系の生体情報**として重要な**血圧**と**血流量**の計測についてのみ，その概要を述べる．これら二つの生体情報に限っても様々な方法があることがわかる．

2.8.1 血圧の計測

動脈の血圧は，1心拍内で図20に示すような変動を示し，**収縮期血圧**（systolic pressure；いわゆる最大血圧），**拡張期血圧**（diastolic pressure；最小血圧），**脈圧**（pulse pressure；収縮期血圧と拡張期血圧との差），**平均血圧**（mean あるいは average pressure）の値が循環動態の重要な指標となる．血圧の測定には，**間接的測定法**（非侵襲的測定法）と**直接的測定法**（侵襲的方法）とがある．健康診断などで経験するのは間接的測定法であり，収縮期血圧，拡張期血圧，脈圧が測定できる．一方，循環器疾患の精密な診断や動物実験などの研究上の目的には，直接的測定法が用いられる．この方法は，血管の中に**カテーテル**（catheter）という管を挿入する必要があるので，被測定対象に侵襲を与えるという欠点はあるが，1心拍内の血圧波形を正確に知ることができるので，生理学的研究や手術時の血圧をモニターするのに広く用いられている．

間接的血圧測定法は，1896年にリヴァ-ロッチ（S. Riva-Rocci）が考案した方法を基礎にしている（図21a）．彼は圧力を測るのに水銀マノメーターを用いたが，現在では図21aに示されているような圧力計を用いるのがふつうであり，これをタイコス（Thycos）法という．図21aに示すように，上腕にカフ（またはマンシェット；腕帯）を巻いてその内圧を加減し，この圧が収縮期血圧より下がると**コロトコフ**（Korotkoff）音（Box 4参照）という，血管壁の振動に由来する血管音が聴こえはじめ，拡張期血圧より下がるとその音が消失することを利用している．この方法では，拡張期血圧，収縮期血圧しか測定で

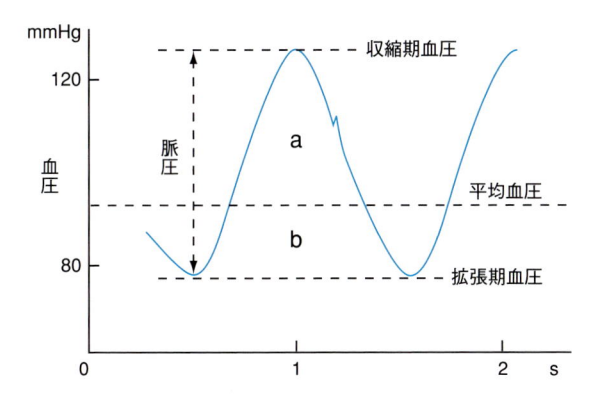

収縮期血圧と拡張期血圧の差が脈圧となる．
血圧の変化の波形はほぼ三角形となるので，平均血圧は
（平均血圧≒拡張期血圧＋脈圧×1/3，a＝b）
として算出される．

図20　動脈血圧の波形

きないが，血圧測定の精度は 10 mmHg 程度で比較的正確な値が測定できる．

一方，**直接的血圧測定法**は，動脈あるいは静脈内にカテーテルを挿入して，その中に生理食塩水を満たし，カテーテルの他端を血圧トランスデューサーに接続する**カテーテル血圧計**（図 21b）が広く用いられている．トランスデューサーとしては受圧膜の変位を検出するストレイン・ゲージが用いられている．通常のカテーテル血圧計は，血圧測定部位と感圧部が生理食塩水を満たした管で隔てられているので，圧力波形がひずむなどの問題があるため，精度が要求される血圧の測定には，感圧部を圧発生源であるカテーテルの先端に設置する**カテーテル先端型血圧計**が用いられる．

最近，リヴァ-ロッチの血圧計を自動化した各種の**自動血圧計**が普及して，家庭でも簡単に血圧測定ができるようになった（図 21c）．これらの血圧計ではコロトコフ音の検出とカフの内圧の制御のプログラミングにそれぞれの特徴がある．コロトコフ音の識別には，フィルターによる分離，ゲートによる分離，コロトコフ音の周期性を利用する方法などがとられる．カフ圧制御の方式は，収縮期血圧より少し高い圧から徐々に圧を下げる方式と，逆に，拡張期血圧より少し低い圧から上昇させていく方式とに分けられる．

2.8.2 血液の流量の計測

血液の流量すなわち**血流量**（blood flow rate）は，血圧とともに血液循環系の動態を知る最も重要な指標である．その計測の対象となる血管系としては，肉眼的に観察が可能な**巨視的循環系**（macrocirculation）と顕微鏡レベルの微細な血管からなる**微小循環系**（microcirculation）に大別され，血管の内径は 2 cm から数 μ m まで様々な太さの血管が全身への血液供給の機能に関わっている．また，巨視的循環と微小循環の中間のレベルの**末梢循環**（peripheral circulation）も循環系の機能評価の上では重要になる[6]．

流体の流量を計測する方法は工業的な用途も広いので，様々な方法が用いられており，一般に精度も高い．しかしこれらの方法は，生体の流量計測には直接には応用することができない．

2.8　トランスデューサーによる生体情報の計測　　　**43**

血圧計

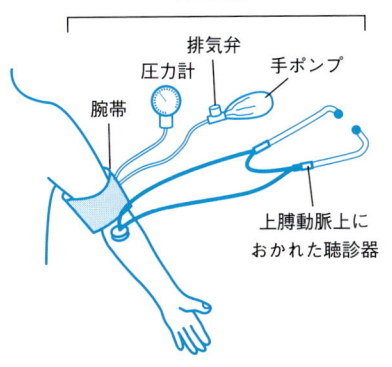

腕帯　圧力計　排気弁　手ポンプ

上腕動脈上におかれた聴診器

a　非観血的血圧測定法（Tycos法）

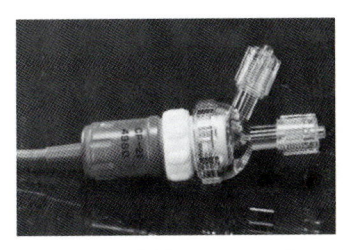

b　観血的血圧測定用のトランスデューサー

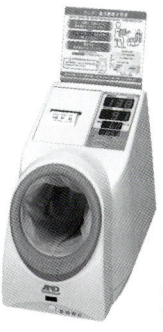

写真提供：(株)エー・アンド・デイ
TM-2655VP

c　自動血圧計

図21　血圧の測定

血流計測法としては，以下に示す代表的な方法以外にも非常に多くの血流計測法がこれまでに開発されてきたが，簡便で，精度がよく，侵襲性が少ない理想的な方法は限られている．

電磁血流計（electromagnetic flowmeter）は，1960年代に開発され，標準的な血流計測法として広く用いられてきた．赤血球は負に帯電した粒子であるので，この荷電粒子を懸濁させた血液が血管の中を移動すると一種の電流が生じることになる．そこで，図22に示すように，血管の軸方向に垂直な面に磁場を作用させると，"**ファラデー（M. Faraday）の電磁誘導の法則**（回路に誘導される起電力は，その回路を貫く磁束の時間的変化に比例するという法則）"に従って，電流と磁界のいずれにも垂直な方向に電界が生じるので，この起電力を測定すれば流量を知ることができる．電磁流量計は工業計測においても代表的な方法の一つであり，直径が1mを超えるような太い管内の流量計測にも用いられている．図23aに電磁血流計の装置の例を示す．血流に磁場を作用させるためには，図23bに示すように，血管を挟みこむようにCの字型をしたプローブ（probe；探触子）をかませて，血管の上部に位置する励磁コイルによって血管の左右方向に磁場を発生させる．発生した電界は，血管を上下に横切って設置されている1対の電極によって検知される．図24には電磁血流計で測定した大動脈での血流量から求めた血流速度と血圧の変化の波形を示す．

電磁血流計のプローブとしては，カフ式と呼ばれる血管を露出させてプローブをカフ状に装着する型式と，カニューレ式と呼ばれる血管を切断してプローブのそでに挿入する形式とがある（図23c）．また，カテーテル先端式と呼ばれるのは，カテーテルの先端部に電極を仕込み，体外から励磁するものである．

電磁血流計は，①血流波形を高周波成分まで正確に測定記録できること，②太い血管（20 mmϕ）から細い血管（1 mmϕ）まで測定できること，③検出部は比較的小さく体内への植込みも可能であること，などの特長がある．精度は±10%程度であり，現在用いられている血流計の中では標準的なものとされている．しかし短所としては，①血管を剥離する必要があり，侵襲的な方法であること，②原理的にゼロ流量の較正が困難であること，③内径の

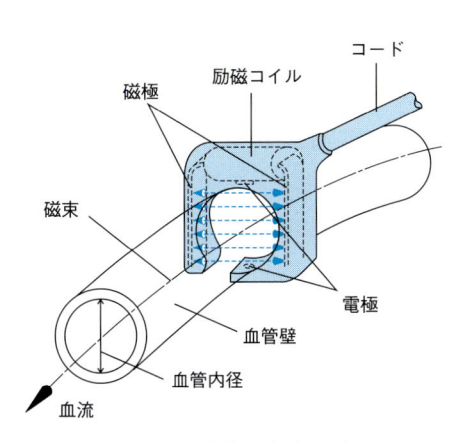

2.8 トランスデューサーによる生体情報の計測

図22 電磁血流計の原理

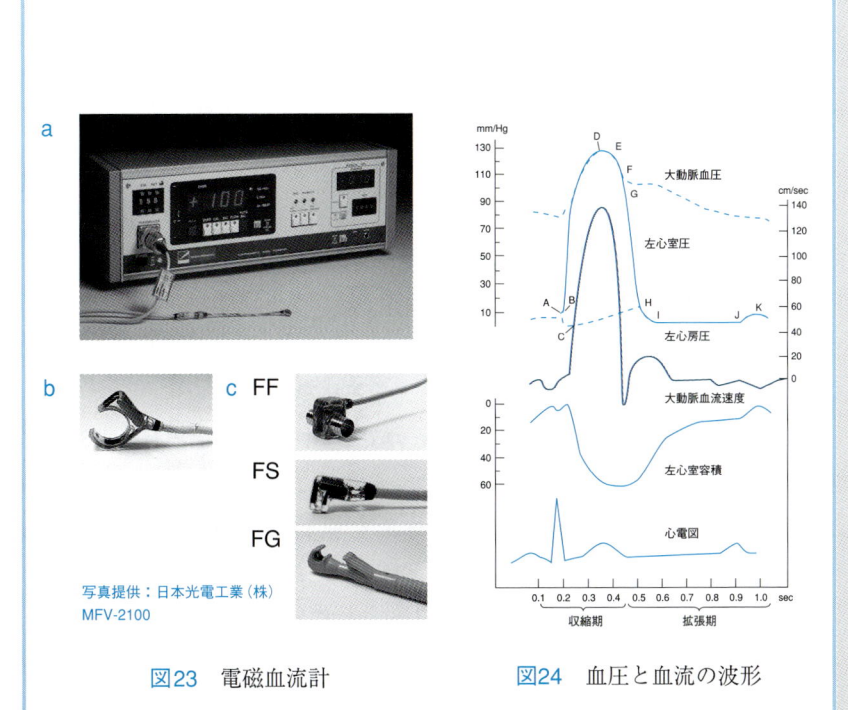

a

b

c FF
FS
FG

写真提供：日本光電工業(株)
MFV-2100

図23 電磁血流計

図24 血圧と血流の波形

異なる多数のプローブが必要であることなど，実用上の問題がある．

　超音波血流計（ultrasonic flowmeter）も比較的古くから実用されてきた血流計であり，原理的には非侵襲的計測が可能であることが最大の利点である．この流量計は大別して，**伝送型超音波流量計**と**超音波ドップラー流量計**に分けられる．伝送型は，血管を挟んで上流と下流に超音波発振素子と受信素子を設置して，この間の超音波の伝幡時間を測定する方法である（図 25a）．一方，超音波ドップラー血流計（Doppler ultrasonic flowmeter）は，移動する粒子である赤血球に超音波を照射すると粒子によって後方散乱が起こり，反射波がドップラー（C. Doppler）効果（第 1 章 1.2.4 項参照）による周波数偏移を受けることから血流速度を求める方式である（図 25b）．この方式は非侵襲的に血流を測定できるので，特に頸動脈，大腿動脈などの表在性の血管の血流信号を得るのに適している（図 26a）．超音波血流計では原理的には流速が測定されていることになる．定量性には難点があるが，相対的な血流速度の変化などの測定の目的には十分実用できる．

　最近では，超音波パルスドップラー法により得られるエコーを画像化して，心臓内の血流量を非侵襲的に測定する方法が開発されている．同様の方法を頸動脈の血流計測に応用すると，図 26b に示すように，血栓（第 5 章参照）の検出ができることになる．また，超音波ドップラー法とパルスエコー・トラッキング法を併用して，血流と血管の径を同時に測定することにより，頸動脈の血流量を定量的に評価する方法も開発されている．

　脈波計は末梢循環の血流を測定するものである．血圧や血流量も心臓の拍動に従って脈をうって変動しているので，これを血圧脈波あるいは血流脈波という．四肢などの末梢での血流波形を総称して**プレチスモグラム**（plethysmogram）という．プレチスモとは，語源的には"血量"を意味しているところから名付けられたものである．これには大別して，①血液の出入りに伴う容積変化を記録する方法（容積脈波計），②血液の出入りを光の透過で捉える方法（光電脈波計），③インピーダンスの変化を利用する方法（インピーダンス脈波計），④熱電効果を利用する方法などがある．

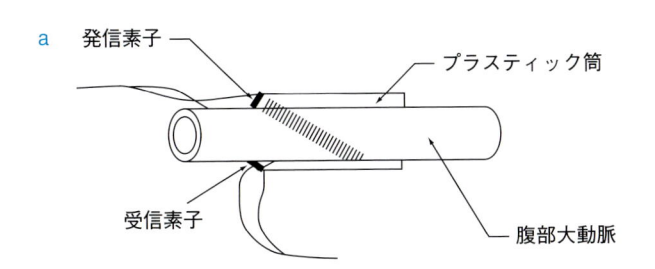

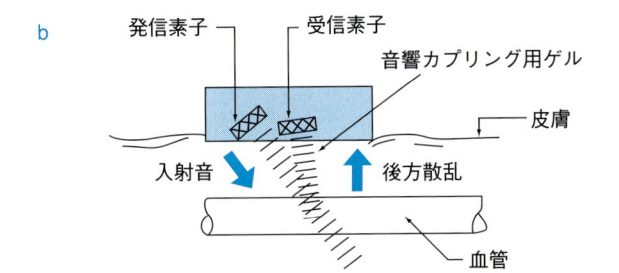

2.8 トランスデューサーによる生体情報の計測

a 発信素子／プラスティック筒／受信素子／腹部大動脈

b 発信素子／受信素子／音響カプリング用ゲル／皮膚／入射音／後方散乱／血管

a 伝送型超音波血流計
b 経皮的超音波ドップラー血流計

図25 超音波血流計

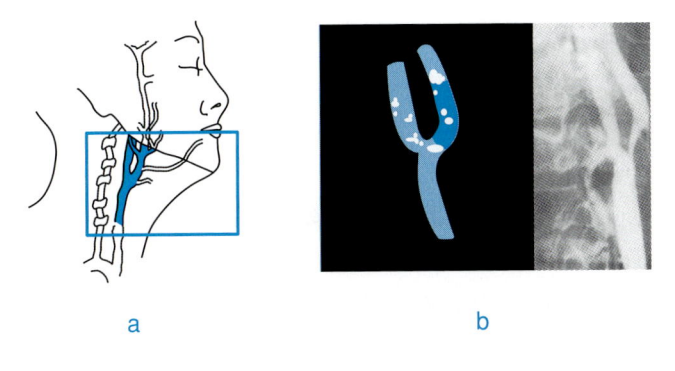

a　　　　　　　　b

図26 エコーフロー

指尖容積脈波計は，密閉した容器の中に指先を入れて血流の変化に伴う容積変化を記録することができる．また**指尖光電脈波計**は図27に示すように，血液の出入りを光電的に記録するもので，反射光型と透過光型がある．反射光型では図27aに示すように，光電素子（CdS）が光源を取り巻いてあり，組織に流入する血液の量が増すと受光量が増すことを利用して脈波を検出している．透過光型は図27bに示すように指尖を透過する光量を測定している．

インピーダンス脈波計（impedance plethysmography）は，図28に示すように，生体に印加した高周波電流の**インピーダンスの変動**から血流に関する情報を得るものである．この方法の最大の利点は非侵襲的に血流情報を得ることができる点にある．アメリカのNASAで宇宙飛行士の心拍出量を測定するためのインピーダンス心拍出量計（impedance cardiography）と呼ばれる装置が開発され，実用化されている．これは，図28中の外側の2枚の電極で胸部に0.5 mA，50 kHzの交流電流を流し，その電流路の内側の電極2枚によって電圧変化を検出し，その値を電流値で計ってインピーダンス変化を測定する．臨床的な応用の例としては，自転車エルゴメーターによる運動負荷テストの際の心拍出量の計測や，麻酔および手術中，回復期の心機能のモニター，ICUにおける心機能のモニターに用いられている．

レーザーは光の波としての特徴を持っているので，そのドップラー効果を利用して血流脈波を測定できる．図29はスウェーデンで開発された**レーザー組織血流計**であり，皮膚などの血流量を非侵襲的に測定することなどに用いられている．血流量の絶対値は測定できないことが欠点といえる．

❖ さらに学習するための参考図書 ❖

1) 吉田　徹：臨床工学技士のための医用計測技術，コロナ社，1990
2) 岡田正彦（編著）：生体計測の機器とシステム，日本エム・イー学会（編）ME教科書シリーズ　F-1，コロナ社，2000
3) 山越憲一，戸川達男：生体用センサと計測装置，日本エム・イー学会（編）ME教科書シリーズ　A1，コロナ社，2000

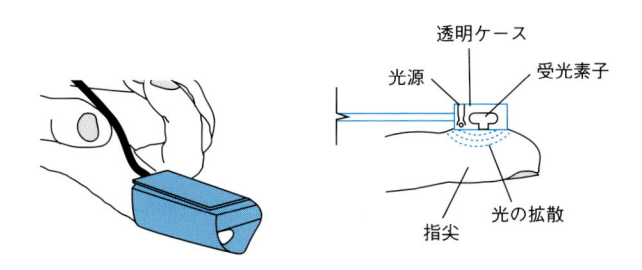

2.8 トランスデューサーによる生体情報の計測　　49

a 指尖脈派計（反射光型）

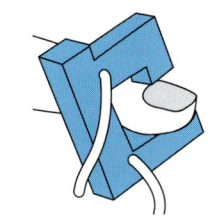

健常成人の指尖光電脈波

b 指尖脈派計（透過光型）

図27　指尖光電脈派計

30〜50 KHz

ΔZ
1心拍内のインピーダンス変化

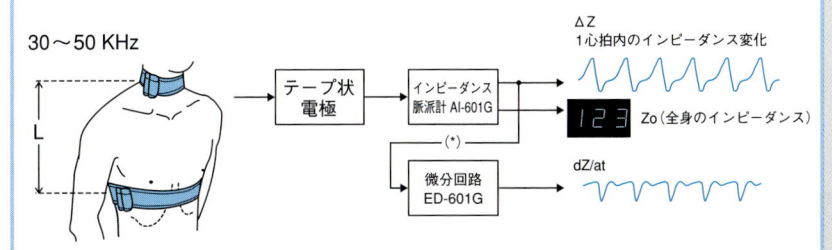

テープ状電極 → インピーダンス脈派計 AI-601G → Zo（全身のインピーダンス）

(*) → 微分回路 ED-601G

dZ/at

図28　インピーダンス脈派計

4) 田村俊世，山越憲一，村上　肇：医用機器 I，コロナ社，2006
5) 小谷誠，中尾　豊，栗城真也，内川義則，森　博愛：生体磁気計測，コロナ社，1995
6) 菅原基晃，松尾裕英，梶谷文彦，北畠　顕（編）：血流，講談社サイエンティフィク，1985

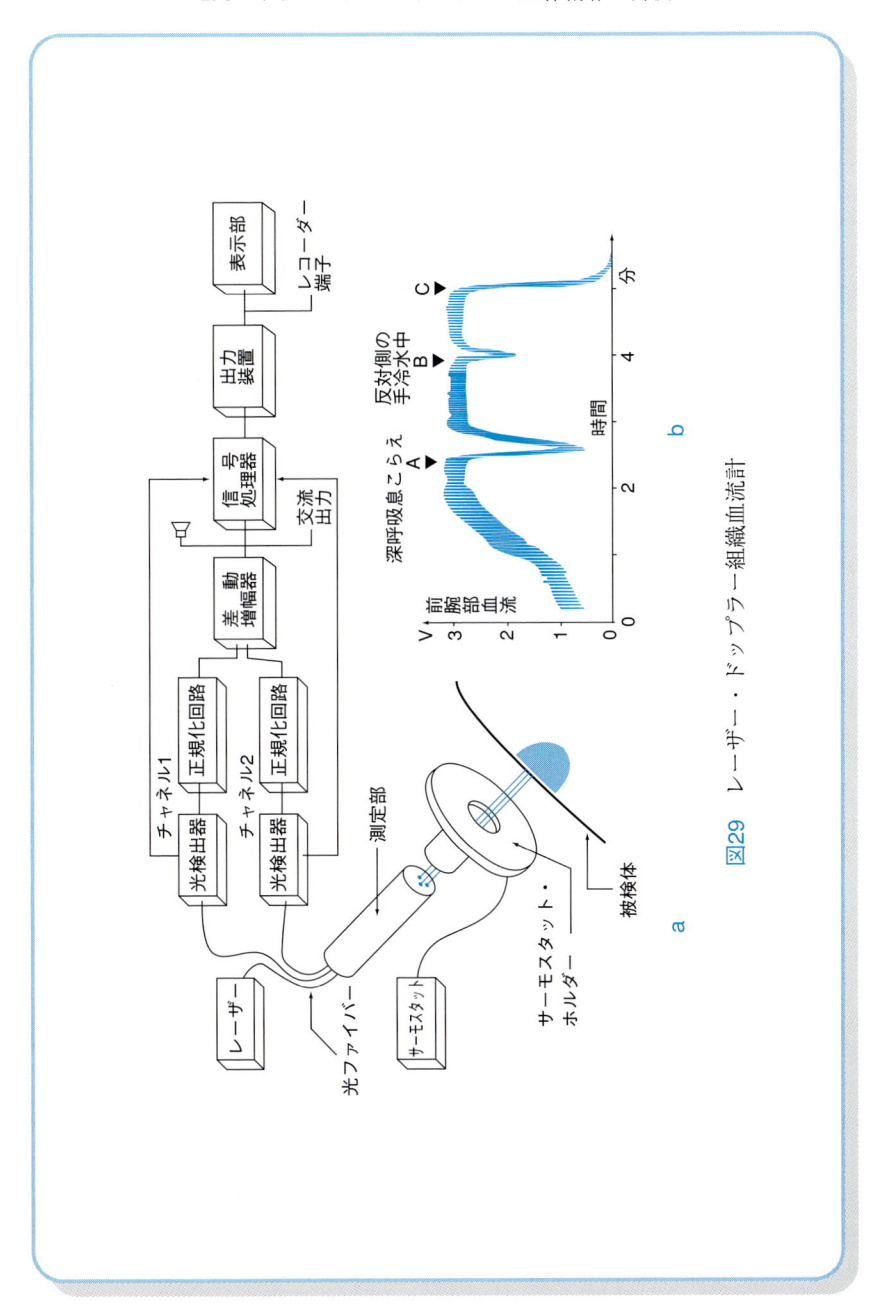

図29 レーザー・ドップラー組織血流計

第3章

診断をサポートする工学（2）
―画像処理の技術―

- 3.1 医学における画像情報の意義
- 3.2 X線診断装置
- 3.3 コンピュータ断層撮影装置
- 3.4 磁気共鳴イメージング装置：MRI
- 3.5 輻射型CT：PETおよびSPECT
- 3.6 超音波検査装置
- 3.7 3次元画像処理
- 3.8 サーモグラフィー
- 3.9 その他の画像情報処理装置

われわれが日常生活で様々な行動をする際の意思決定のプロセスに必要な情報の85％以上は"視覚"から得られているという．病気の"診断"という意思決定の過程においても，視覚情報すなわち画像から得られる情報は重要な手掛かりを与える．例えば医師は，視診により患者の顔色や表情，体表の変化などを知り，問診や検査を繰り返して正しい診断に到達している．

レントゲン（W. Roentgen）による **X線の発見**（1895年）（Box 5（図30）参照）は，人体の内部を透視できる技術を確立したという点で，疾病の診断に革命的な変化を及ぼし，医学の進歩に巨大な貢献を果たした．そのX線の発見から約70年後の1972年にハウンスフィールド（G. N. Hounsfield）とコーマック（A. M. Cormack）によって開発された **X線-CT**（**c**omputed **t**omography；**X線コンピュータ断層撮影装置**）もそれに匹敵する，近年における最も画期的な発明の一つといえる．事実，この二人の開発者に対し，その発明からわずかに7年後の1979年のノーベル医学・生理学賞が与えられており，医学の進歩に及ぼしたその影響の大きさをうかがい知ることができる．そのような成果に刺激されて，最近では，**磁気共鳴イメージング装置；MRI**（**m**agnetic **r**esonance **i**maging）や**超音波-CT**，**光-CT**などの新しい断層技術の開発が進められている．一般に，画像処理技術は膨大な量の情報を処理する必要があり，また画像の特徴を瞬時に判別する**パターン認識**という，コンピュータが得意でない作業が必要であるため，初期の医用画像処理技術は実用性に難があった．しかし過去10年近くの間のIT技術の急速な進歩によって，3次元画像情報処理や**コンピュータ・グラフィックス**（**c**omputer **g**raphics; **CG**）を利用したリアルな体内情報の可視化が可能になり，医学における画像処理の技術は急速な進歩を遂げている．

3.1　医学における画像情報の意義

2次元の静止画像から得られる情報は医学においては特に重要な検査・診断上の意義がある．表10に示すように，医学情報の中には，**可視光線画像**，**X線**

Box 5　X線の発見

ドイツの物理学者レントゲン（W. K. Roentgen）（図30a）は，クルックス管（図30b）という放電管を黒い紙で覆って陰極線の研究をしていた．その最中の1895年の11月8日の夕方に，分厚い書物を隔てて放電管から1 mほど離れて置かれていたシアン化第1白金のバリウム塩という蛍光物質を塗った紙が光ることを見出した．彼は，未知の放射線であるという意味で「X線」と名付けたが，後世には発見者の名を記念して，「レントゲン線」あるいは「レ線」と呼ばれることもある．その約1ヶ月後の12月23日には，妻のアンナの手を映したといわれる世界ではじめての人体のX線写真（図30c）が撮影されている．

ミュンヘンの国立ドイツ博物館のレントゲン記念碑には，「彼の名をつけたレントゲン線は，医学界には人体の内部を示し，技術家には工業材料の本質を教え，科学者には原子の内部構造を知らせてくれた」と記されているという．この碑銘からもX線が科学の進歩にいかに巨大な貢献をしたかを知ることができる．

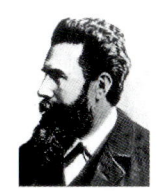

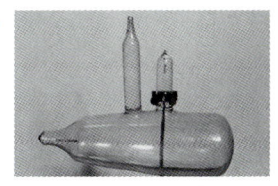

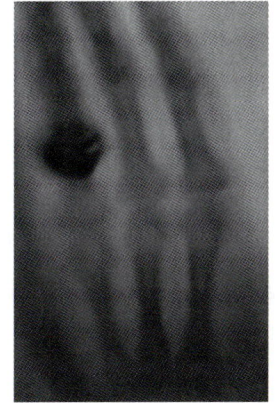

写真：図説医学の歴史から

図30　X線の発見

画像，**RI**（radio-isotope；核医学）**画像**，**超音波画像**のほか，**赤外線画像**などの不可視情報も含め，多様かつ膨大な画像情報が扱われることに一つの特徴がある．表 11 には，病床数 1,000 床前後の大学病院で扱われている主要な画像情報とその情報量を示す．もともと 1 枚の画像の持つ情報量（画素数）が多いことに加えて，1 検査当たりの画像の枚数，年間の検査件数が多いので，画像情報の量は膨大なものとなり，しかも年々増加している．表 11a と表 11b のデータは，約 20 年の間隔をおいてとられたものであり，病院の規模や保有する画像機器の台数も異なるので単純に比較することはできない．しかし例えば，X 線-CT の画像情報量で比較することによって，この 20 年間の画像情報の推移はある程度推測することができる．すなわち，筑波大学附属病院（病床数 800）の約 1.6 倍の病床を持つ京都大学医学部附属病院（病床数 1,240）では，1988 年の X 線-CT の年間の画像情報量は 11 GB（ギガ（$= 10^9$）バイト）であった．一方，2007 年度の筑波大学附属病院の同じデータは約 1,400 GB であるので，単純に病床数で補正した京大規模の病院では 2,240 GB に相当することになり，この約 20 年間で X 線-CT の情報量は約 200 倍以上に急増していることがわかる．この傾向は今後ますます拡大していくものと思われる．

　このように，各種の画像診断機器の進歩によって，膨大な量の情報が日常の臨床に用いられるようになった．そこでこれらのディジタル画像のデータベースを一元的に管理し，ワークステーションの要求に応じて高速に画像情報を伝送し，各種の画像を総合的に参照するシステムが必要となってくる．このようなシステムは **PACS**（**p**icture **a**rchiving and **c**ommunication **s**ystem）と呼ばれ，医用画像の電子化，集中管理と電子画像通信を特徴とする **LAN**（**l**ocal **a**rea **n**etwork）システムを構成している．

　以下では，これらの画像情報の主なものについて略述する．

3.2　X 線診断装置

　X 線診断装置により撮影される人体の画像情報は，医学における画像情報の

表10 医療画像の種類

画像の種類		画像化の原理	測定部位	医学的な意義
単純X線		X線の吸収	全身	体内組織の可視化
CT画像 (コンピュータ断層撮影装置)	X線CT (X線コンピュータ断層撮影装置)	X線の吸収	全身	断層像の可視化
	MRI (磁気共鳴イメージング装置)	核磁気共鳴現象	全身	組織機能の無侵襲計測
	PET (陽電子断層撮影装置)	放射性核種による陽電子放出	全身	脳機能の診断
	SPECT (単光子断層撮影装置)	放射性核種のγ線放出	頭部, 膵臓, 骨など	脳機能の診断, 癌の診断
超音波イメージング装置		生体の音響特性	腹部臓器, 胆嚢, 胎児	非侵襲診断, 末梢血流の評価
サーモグラフィー		組織の輻射線	全身	末梢血流の評価
DSA (ディジタル・サブトラクション・アンギオグラフィー)		X線の吸収	全身の血管系	血管像の強調
内視鏡画像		可視光の反射	消化器	消化管病変の診断
眼底画像		可視光の反射	眼底	動脈硬化, 脳卒中の早期発見
RI画像		組織からのγ線放出	全身	眼, 臓器疾患の早期診断
細胞診		顕微鏡画像	血液, 粘液, 喀痰など	子宮癌, 胃癌などの早期診断

本間一弘, 2000 改変

最も基礎となるものであり，消化器系疾患，循環器系疾患，整形外科の疾患の診断に広範に用いられている．X線の発生とその画像化の技術を知るためには，電磁波の一種であるX線の物理学的基礎を知る必要があるが，その詳細は本書の範囲を越えるので，最も基礎的な知識だけを以下に要約する．

X線画像は，X線管で発生したX線が人体を透過する過程で吸収・散乱を受けて減弱した信号を**X線検出器**によって可視化画像に変換したものである．すなわち，点状のX線源から人体に照射されたX線を面状の検出器で2次元的な画像として提示するものである．X線検出器にはX線を可視光に変換する**X線蛍光体**が用いられるが，その2次元の蛍光画像を可視化するには幾つかの方式がある．

蛍光画像をそのままフィルム上に焼き付け固定化する方式は，**増感紙-X線フィルム方式**と呼ばれ，検診などでも広く用いられている，一般にも馴染みの深いものであり，**単純X線**とも呼ばれる．次に，蛍光画像をイメージ・インテンシファイアー（image intensifier; II）という光電子増倍管で感度を上げてTVカメラで撮影して電気的信号に変換する方式は，**II-TV方式**と呼ばれる．さらに蛍光画像を一時的に記憶できるイメージング・プレート（imaging plate; IP）で画像化する**IP方式**がある．さらに蛍光画像を半導体によって変換する方式がある．II方式，IP方式では画像情報がすでにディジタル化されているので，コンピュータを用いて画像処理をすることができる．このような技術を**コンピューティッド・ラジオグラフィー**（computed radiography; CR）という．CRによるディジタル画像処理の利点を典型的に示すのが**ディジタル・サブトラクション・アンギオ**（digital subtraction angiography; DSA）と呼ばれる血管造影法（angiography；"angio-"は「血管」，「脈管」を意味する造語要素）である．

血管造影法は，先天性心疾患，血管性病変，腫瘍性病変の診断のために，X線を透過させないヨード造影剤を血管の中に注入してX線画像を撮影する方法をいう．通常のX線単純撮影では，血管は，骨の陰になっていたり，周囲組織との間にX線吸収量の差がほとんどないために，明瞭な血管の像を得に

表11　画像情報量の例

a　例1：京都大学医学部附属病院のデータ（1988年の文献から）

モダリティ	画素構成	bit／画素	byte／画像	画像／検査	画像／年	年間発生量
X線-CT	320×320	12	200 KB	11	55,000	11 GB
SPECT	64×64, 128×128	16	8 KB, 32 KB	4-8	30,000	1 GB
PET	128×128	16	32 KB	20	10,000	0.3 GB
超音波	256×256	8	64 KB	1-45	32,000	2 GB
MRI	256×256	12	128 KB	20	24,000	3 GB
DSA	512×512	8	256 KB	2	5,000	1 GB
単純X線 *1	2,500×2,000	8	5 MB	2	280,000	1.4 TB

*1：CR（Computed Radiography）での画素数およびデータ量

中野善久ほか　1988

b　例2：筑波大学附属病院のデータ；2007年度

モダリティ	画素構成	bit／画素	byte／画像	検査人数/年	画像枚数/年	総画像情報量/年
X線-CT	512×512	12	400 KB	10,704	約400万枚	約1400 GB
MRI	256×256、512×512	12	100〜400 KB	7,890	約100万枚	約540 GB
SPECT	64×64, 128×128	8	4 KB, 16.4 KB	3,616	**	約100 GB
アンギオ	512×512	10	328 KB	1,248	***	約600 GB
超音波	640×480	8	300 KB（モノクロ）, 900 KB（カラー）	8,710	約3万枚	約10 GB
X線単純撮影　半切 3520×4280, *大角 3520×3520		10	20 MB（半切）, 15 MB（大角）	60,741	79,145枚	2216 GB
X線単純撮影　B4 2,505×3,015		10	10 MB		37,800枚	545 GB
X線単純撮影　六切 2,510×2,000		10	6 MB		23,310枚	224 GB

*大角の画像は半切で出力される
**volume data形式で画像最構成を行うので、画像枚数としては表現できない
***症例により枚数が異なるので、画像枚数は推測できない

資料提供：筑波大学附属病院放射線部　武田　徹講師，根本広文技師

KB；キロ（10³）バイト（byte）
MB；メガ（10⁶）バイト
GB；ギガ（10⁹）バイト
バイト（B）＝8ビット（bit）

くい．しかし，CRの利点を生かせば，造影後の画像（コントラスト像あるいはライブ像）と造影前の画像（マスク像）のディジタルデータの差分（subtraction）の像を得ることは容易であり，得られた像は，造影前後で変化のあったところ，すなわち血管の像を示すことになる．このような原理によって造影された血管の像は，図31 に示すように周囲組織の像に影響されない分解能の高い画像である．DSAの利点は，①造影剤を注入する量が少なく，②造影剤を注入する血管として，動脈よりも侵襲の少ない静脈を用いることができること，③よりエネルギーの低いX線を用いることができるのでX線の被曝量を少なくでききること，などの点にある．最近では，診断目的だけでなく，血管を拡張させる手術や腫瘍を栄養する動脈を閉塞させる動脈閉塞手術などで血管造影の手技を利用した治療が広く用いられるようになった．

3.3　コンピュータ断層撮影装置

3.3.1　X線コンピュータ断層撮影装置の原理

すでに述べたように，医療における画像情報処理の有用性を決定的に印象づけたのは，1972年に開発された**X線-CT**であった．X線-CTは，図32 に示すような構造をしており，体内のX線の透過線量の分布についてのデータをコンピュータで処理することによって体内の精密な断層像を得る装置である．断層撮影という手法自体は，従来から機械的断層撮影法といわれるものがあった．しかし，この方法では不鮮明な画像しか得られなかったのに対し，X線-CTが出現してからは，体を輪切りにした極めて鮮明なコントラストのよい画像が得られるようになり（図33），画像診断学に革命的な影響を及ぼした．またその成功が超音波，磁気共鳴イメージング装置（MRI），高エネルギー粒子線，光などを用いるX線-CT以外の新しいCTの開発を促している．

最初に出現したX線-CTは，この装置を開発したイギリスの会社の名前をつけて「EMIスキャナー」と呼ばれ，わが国には1975年に第1号機が導入され，その後，国内外の多数のメーカが改良を競い爆発的に普及した．

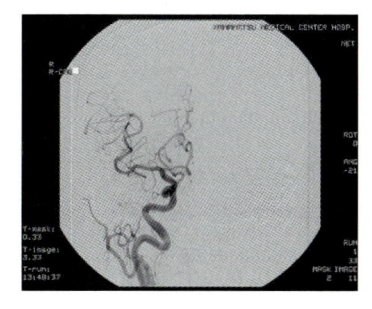

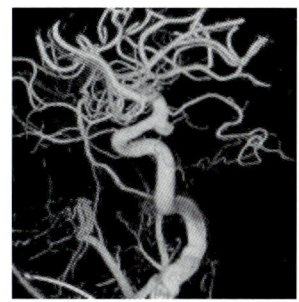

<浜松メディカルセンターHP>
http://www.hmedc.or.jp/housha

図31　DSA（ディジタル・サブトラクション・アンギオ装置）による画像の例

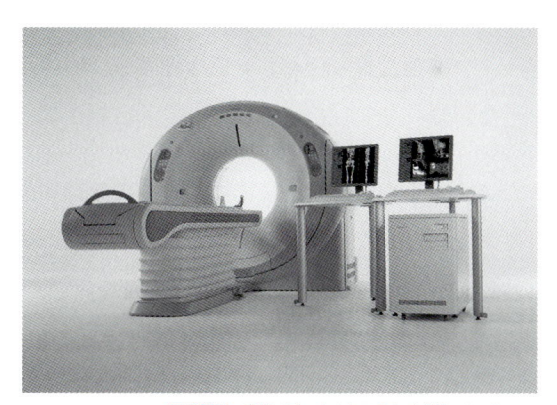

写真提供：東芝メディカルシステムズ（株）　Aquilion 64

図32　X線-CT装置の概観

> **Box 6**
> **X線-CT の原理と技術からみた新規性**
>
> Box 5 でみたようにX線自体は 1895 年に発見され，また，ENIAC といわれる最初のコンピュータは 1945 年にはすでに完成していた．この2つの技術を結合させたX線-CT は，以下のような点で新規性と意義があったと考えられる．
>
> ①細いX線ビームを用い，高感度の放射線検出器で検出すること：
> 単純X線撮影では，X線管から照射されて人体を透過したX線を2次元的にX線フィルムの上で画像化しているのに対し，X線-CT ではX線を細いビーム（2 mm × 10 mm 程度）にして人体の断面に入射させ，X線の透過強度を高感度のシンチレーション検出器で測定できるようになった．
>
> ②画像データの計算機処理により，人体のある断面のみの断層の画像化を可能にしたこと：
> 人体の断面を多数の点（pixel；画素）に分け，各画素でのX線吸収係数の値をコンピュータで高速計算し，それを断層像として画像を再構成することが可能となった．
>
> 　技術的にみたこのような新規性によって，人体の軟部組織の水分の差まで見分けられるようになった．初期のX線-CTでは，断面の走査に約5分，データの計算に約15分を要したので，その間，患部を固定できる頭部専用の診断装置として用いられたが，頭部の断層像から脳梗塞と脳出血が容易に識別できるようになり，診断に活用されるようになった．
> 　図 33a はハウンスフィールドによる世界で最初の頭部のX線-CT の断層像，図 33b は最近の装置による断層像の例である．

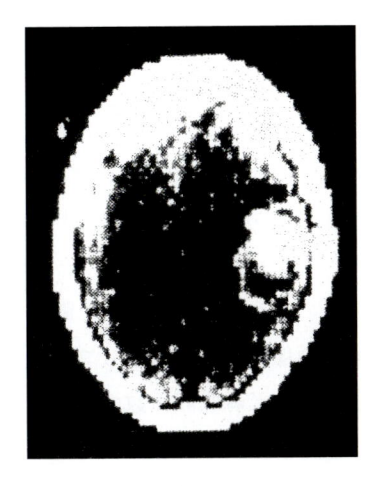

a 世界ではじめて撮影された頭部の断層像
G. N. Hounsfield, 1973

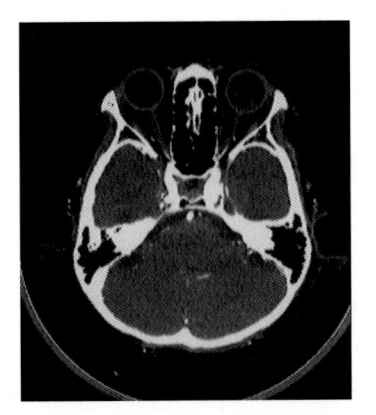

b 最近のX線-CTによる頭部の断層像
慶應大学病院HP

図33 X線-CTによる断層像

図 34 は，"第 1 世代"と呼ばれる開発当初の装置について，その画像化の原理を示したものである．X 線管から細いペンシルビーム状に放射された X 線ビームは体の断面を透過し，線源に対向して配置されている X 線検出器により透過線量が検出される．この X 線源と検出器の対は同期して直線状に**走査**（スキャン；scan）されるので，1 回の走査により，1 断面についてビームの方向に線積分された透過線量の波形が得られる．1 回の並進走査が終わると，スキャナーは，微小な角度（例えば 1°）回転し，先と同様な並進走査を行い，これを 180 回繰り返す．このようにして得られた膨大な線量のデータをコンピュータに入力し，適当な画像再構成の原理（コンボリューション逆投影法など）により，断面の各点での X 線吸収係数の微小な差が検出され画像化される．

X 線吸収係数は通常，水に対する値を基準とした相対値として，CT 値（CT number，単位はハウンスフィールド・ユニット（Hounsfield unit; HU）として表現されている．多くの組織ではこの値が ＋100 から －100 の範囲にあるが，骨などは ＋300 から ＋1000 までの値となる．CT 値が 10 ～ 20 HU あれば画像上で組織の識別が可能である．

3.3.2 CT スキャンの高速化のための改良

初期の X 線-CT は一つの断面を走査するのに 5 分程度を要したので，この間，被検部位を固定する必要があり，その応用は主として脳などの頭蓋部に限られていた．このようないわゆる"第 1 世代"の X 線-CT から，走査方式の改良によって"第 2，第 3，第 4 世代"へと改良が急速に進められ，現在では走査時間は秒の単位となっている（図 35）．さらに，心臓などの動きを静止像として観察し得るように 1 断面の走査を 50 ～ 20 ms で行えるような超高速の X 線-CT，いわゆる"第 5 世代"の開発も進められている．

3.3.3 ヘリカル CT スキャン：高速化と 3 次元 CT

第 4 世代の方式では，被検体をカバーできるほど広い扇型の X 線を発生する管

3.3 コンピュータ断層撮影装置

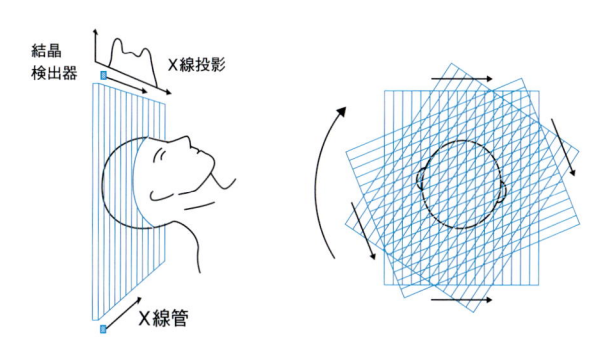

図34 第1世代のX線-CTの原理

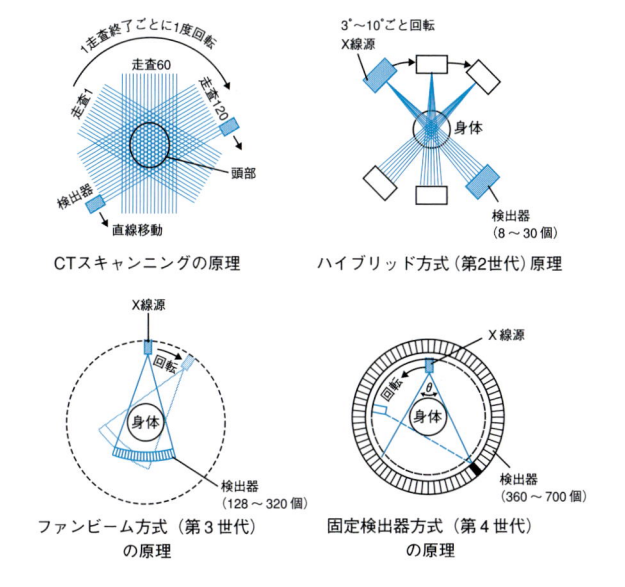

図35 X線-CTの走査方式の高速化

球と300個以上の検出器を対峙させ，この2つを同時に360°回転させながらデータを収集し，スキャン時間を5s以下に短縮させることができた（図35）．

さらに図36に示すように，患者を乗せた寝台を持続的に頭尾方向にスライドさせることによって，らせん状にスキャンを行う**ヘリカルスキャン**（helical scan）**CT**が1989年ごろから実用化されるようになり，スキャンの高速化とともに3次元CTの利用が普及した．この装置は胸部，腹部の精密検査に活用されており，特に10 mm程度の腫瘍をも検出できるところから，肺癌などのスクリーニングが進歩した．最近では，1スキャンを0.4s程度で行う高速のヘリカルCTスキャナーが開発されて，次世代の検診方法として期待されている．また1990年代の後半から機器の改良が加速され，複数のスライスを一度に同時に撮像する**マルチスライス**（multi-slice）**CT**が出現したことによって，X線の被曝量も低減化され，高画質の画像が得られるようになった．マルチスライスと通常のシングルスライスの走査方式の相違を図37に示す．シングルスライス方式では，X線検出器は単列であるのに対し，マルチスライス方式では，多数の検出器の列（多列検出器）を配し，厚いファンビーム状のX線を複数の列で計測することによって同時に多断面でのスキャンを可能にしている点に特徴がある．

3.4 磁気共鳴イメージング装置：MRI

磁気共鳴イメージング装置（MRI）とは，体内に存在する原子の原子核にある磁気スピンの磁気共鳴現象を利用して，体内の断層像や血管，血流の情報を画像化する装置である．代表的なMRIの装置は図38に示すように，装置の概観はX線-CT装置と類似しているが，画像化の原理は両者ではまったく異なる．MRIによる画像化の原理となっている核磁気共鳴（nuclear magnetic resonance; NMR）という現象自体は，古く1946年にブロッホ（F. Bloch）らとパーセル（E. M. Purcell）らによって，別々に見出されていたものであり，有機化合物の構造解析や物性物理学における有力な研究方法となっていた．

3.4 磁気共鳴イメージング装置：MRI

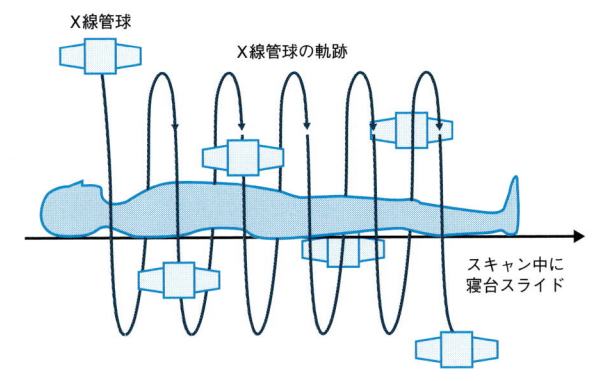

図36　ヘリカルCTの走査方式

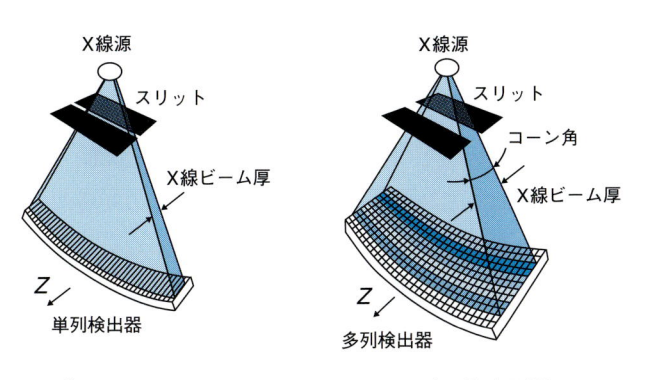

a シングルスライスCT　　b マルチスライスCT

山形 仁, 2006

図37　シングルスライスCTとマルチスライスCT

MRIはこれを生体組織の画像化に応用したもので，1977年以降に急速に進歩した．世界で唯一の核爆発の被爆国であるわが国では，"核"という用語に対して患者や家族に心理的な抵抗感があるところから，MRIの呼称が用いられるようになった．その原理の概略は以下のようなものである．

原子核は固有の磁気スピン（spin；固有内部角運動量）を持ち，熱平衡状態にあるスピン集団に共鳴する周波数の電磁波を外部から作用させると，スピンの向きの反転が起こると同時に，それぞれのスピンは共鳴により電磁波と位相が揃ってスピンが束ねられるようになる．その結果，巨視的な磁化ベクトルが発生し，それが外部磁場のもとで歳差運動（みそすり運動）を行うようになる．この磁化ベクトルを電磁波として電気的に検出する．

医用のMRIでは，主として水素（H）の原子核（プロトン；H^+）の共鳴による信号を取り扱っている．水素核は，生体構成成分の中で最も多いので，その分布状態を知ることにより，壊死組織，阻血状態，悪性腫瘍，細胞や組織の萎縮・変性を伴う退行性疾患の診断に有用な情報が得られる．

MRIによる画像は，図39に一例を示すように，①軟部組織が極めて明瞭に画像化されていること，②X線-CTが基本的には体組織の水平な断面（horizontal；**水平断**；図39b）で断層像を得ているのとは異なって，**矢状断**（sagittal；身体の前後方向に平行な断面；図39c），**冠状断**（coronal；体の前後方向に垂直な断面；図39d）などの任意の断面での断層像を撮影できることが大きな特長である．MRIはまた，X線の被曝がないことも優れた特長である．MRIはさらに，造影剤を使わずに組織の病変部の画像を1 mm以下の高い空間分解能を持つ，コントラストのよい画像が描出できるため，軟部組織，脳などの中枢神経系，頸部，腰椎，膝関節，股関節などの整形外科領域の疾患，子宮，卵巣などの婦人科領域の病変の撮影に有用である．図40は腰椎のMRI像の例を示す．椎間板や脊柱管内の馬尾神経が明瞭に画像化されている．

MRIでは，その原理からもわかるように，強力な磁場を発生させる必要があり，常伝導電磁石，超伝導電磁石が用いられている．最近では，希土類磁石材料を用いる強力な永久磁石が開発されたことによって，患者を狭いガントリー（磁場を作用さ

3.4 磁気共鳴イメージング装置：MRI

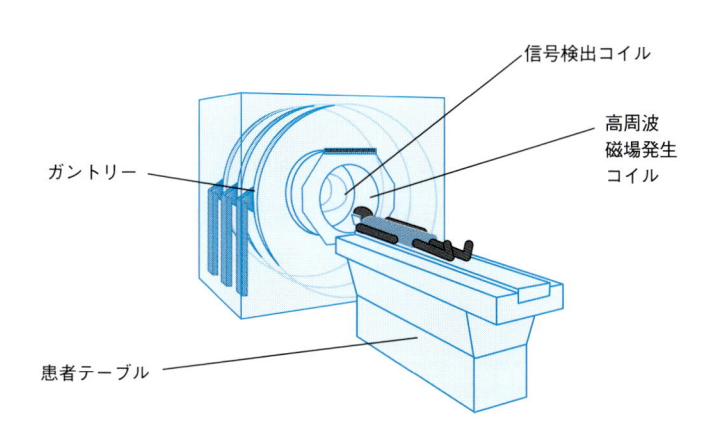

図38 MRI；磁気共鳴イメージング装置の例

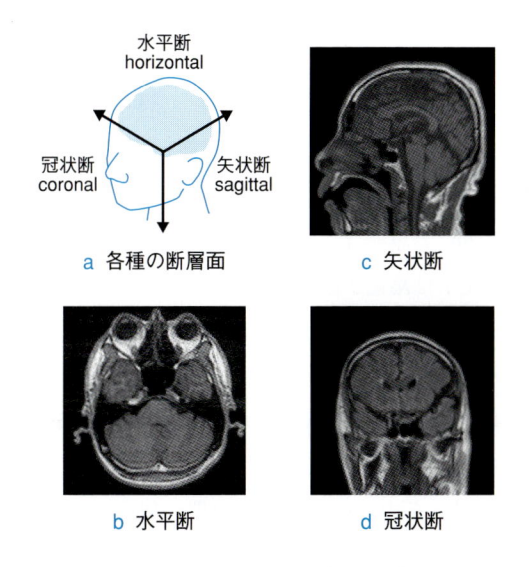

a 各種の断層面

c 矢状断

b 水平断

d 冠状断

図39 MRI断層像の撮像方式

せるドーナツ状の構造）の中に拘束する必要がない，開放感のある**オープンMRI**が開発され，病変部を見ながら治療を行うことも可能になっている．

MRIの新しい応用分野として，特に脳活動に伴う血流や代謝の情報が得られる**機能的MRI**（functional MRI; fMRI）が最近注目されている．これは，神経細胞が活動すると組織のブドウ糖と酸素の代謝要求が増加し，血流量や還元ヘモグロビンが増加することによるMRI信号の変化を画像化するもので，脳活動の画像化の手法として1990年代以降から広く利用されるようになっている．

3.5 輻射型CT：PETおよびSPECT

X線-CTでは人体を透過したX線を検出して画像化している．すなわち，外部から照射したX線というエネルギーが生体内部で吸収された量を測定しているので，**透過型CT**（transmission CT）と呼ばれている．これに対し，生体自身が出すエネルギー，あるいは生体内にエネルギー源を入れてそれが生体外に放出するエネルギーを測定する**輻射型CT**（emission CT; ECT）がある．輻射型CTは放射性同位元素（radioisotope; RI）を利用するので，このような画像装置は**核医学**（nuclear medicine）**診断装置**と呼ばれる．これらの検査に用いられる放射性核種としては，陽電子（プラスの電荷を持った電子すなわちポジトロン; positron）と単一光子（single photon）放射核種の2種類がある．

陽電子を用いるECTは**陽電子放出断層撮影装置；PET**（positron emission tomography）と呼ばれ，体内に注入した陽電子放出核種に陽電子を照射するとガンマ（γ）線が放出されるので，その放出方向を測定して体内のRIの分布を画像化している．放射性核種としては，生体の構成成分である炭素（C），窒素（N），酸素（O）の同位体（^{11}C, ^{13}N, ^{15}Oおよび水素に近い挙動をする^{18}F）が主に用いられる．これらの検査により，臓器・組織の血流量や酸素摂取率，酸素代謝などの生化学的，生理学的代謝機能が測定できる．また悪性腫瘍組織では糖代謝が盛んであるので，グルコースの類似体である^{18}Fフルオロデオキシグルコース（fluorodeoxy glucose; ^{18}F-FDG）を用いて悪性腫瘍の部位を

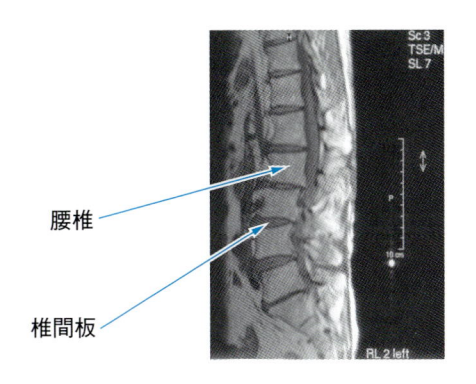

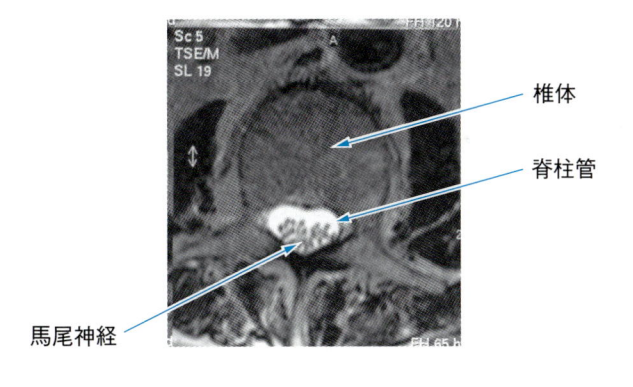

図40　脊椎のMRI画像の例

検出するのに用いられる．このような検査を行うにはサイクロトロンなどの陽電子加速装置が必須であるため，検査可能な施設は限定される．しかし4 mm 程度の比較的良好な空間分解能のある画像が得られることが利点である．2006 年現在，わが国では，約 100 台の PET が稼働しており，今後，さらに普及するものと考えられる．

　一方，単一光子が放射する γ 線をガンマカメラで測定し，放射性医薬品の体内分布を画像化する装置は，**単一光子放射**（single photon emission）**断層撮影装置**；SPECT と呼ばれる．ヨウ素の同位体（^{123}I）やテクネシウムの同位体（^{99}Tc）などを含む市販の製剤を用いて簡便に検査を行うことができる．これらの CT 技術により，脳，心筋などの対象物の機能的・生理的情報が得られることが期待されている．

　図 41 は PET によって撮影した画像の一例である．安静時に得られた画像（図 41a）と患者に光を照射する刺激を加えたときに誘発される画像（図 41b）およびその差分像（図 41c）から，光刺激によって，視覚領野の血流が増加していることがわかる．

　PET および SPECT は腫瘍の検出に有用であることが期待されている．すなわち，腫瘍細胞の糖代謝が盛んであることや，特定の放射性核種が腫瘍組織に集積することを利用して，癌の原発巣，転移巣を検出することによって，腫瘍の悪性度や治療効果の判定に利用することができる．図 42 は SPECT による腫瘍の検出の例を示しており，黒く映っている骨の部分に癌が転移していることを示す全身像が得られている．

3.6　超音波検査装置

　第 1 章で述べたように，可聴音波が 20 Hz ～ 20 kHz の周波数を持つのに対し，1～10 MHz の音波は耳では聴くことはできないが，音波としての性質は有している．体表にあてた探触子（probe；プローブ）から超音波のパルス信号を発信すると，超音波は生体内を音速に近い速度で伝搬し，音響的に性質の異なった組織や臓器の境界面で反射が起こり，エコーとなって元の探触子

3.6 超音波検査装置　　73

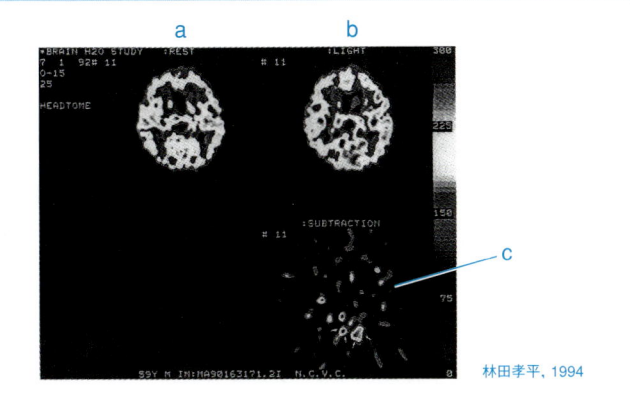

図41　$H_2\,^{15}O$ PETによる光刺激負荷試験
安静時（a）に比較して光刺激負荷時（b）では視覚領野の血流が増加している．差し引き像（c）にて血流増加部（→）を判定できる．

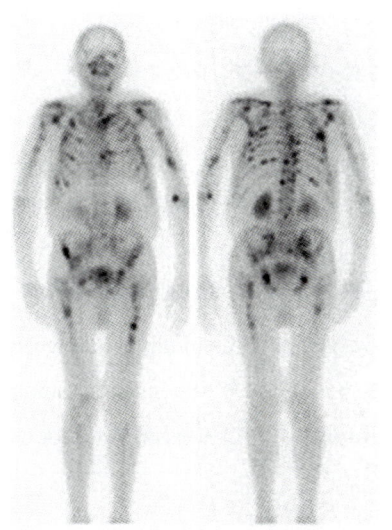

図42　SPECT画像の例
黒く映っている癌の転移巣が検出されている．

で受信される．発信，受信された音波の時間差から各組織までの距離がわかり，エコーのデータを処理することにより生体の断面を画像化できる．このような画像化法を用いるのが，**超音波検査装置**（ultrasonography）である．超音波を発振するプローブとしては，セラミックスの一種であるチタン酸ジルコン酸鉛（**P**b **z**irconium **t**itanate; **PZT**；組成式 $Pb(Zr^xTi_{1-x})O^3$）などのピエゾ（圧電）素子が用いられる．

受信したエコーの表示法としては，図 43 に示すように，A（**a**mplitude；振幅）**モード**と B（**b**rightness；輝度）**モード**がある．A モードはエコーの振幅をそのまま表示している．これに対し B モードは，エコーの強さを点の明るさに変え（輝度変調），超音波の進行方向とは別の方向に探触子を一定の速さで走査（スキャン）させることによって 2 次元画像を得ることができる．B モードの情報を時系列で表示したものは M（**m**otion；運動）**モード**と呼ばれ，心臓内の弁や心筋の動きを表示するのに適している．

超音波の最大の特長は，X 線などによる放射線障害の恐れがないことである．また生体組織の**音響インピーダンス**（密度×音速）の差異を検出できるので，X 線とは異質の診断情報が期待できることから，心臓の動き，腹部の実質臓器，胎児，乳腺などの画像化に適している．図 44 は妊娠 23 週の胎児の超音波画像および超音波-CT による 3 次元画像であり，母体中の胎児の鮮明な画像が得られている．

超音波を利用した CT も実用化されている．超音波-CT が測定する情報としては，①組織内での各点での音速分布（time-of-flight tomography）および，②組織内での各点の超音波に対する減衰率分布（attenuation tomography）の 2 種である．

最近では，装置の改良が進み携帯型の超音波検査装置も多数開発されている．

3.7　3 次元画像処理

画像処理技術の進歩と，パターン認識，人工知能，**コンピュータ・グラフィックス**（**c**omputer **g**raphics; **CG**）の技術の進歩により，超高速の 3 次元画

3.7 3次元画像処理

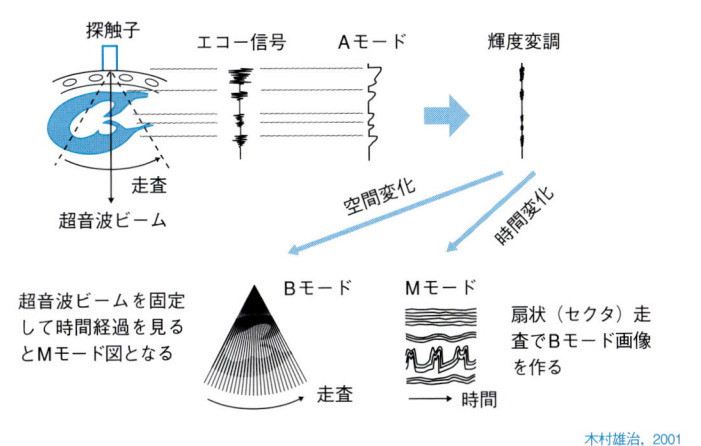

探触子 エコー信号 Aモード 輝度変調

走査
超音波ビーム

空間変化 時間変化

超音波ビームを固定して時間経過を見るとMモード図となる

Bモード 走査

Mモード 時間

扇状（セクタ）走査でBモード画像を作る

木村雄治, 2001

図43 超音波スキャン法

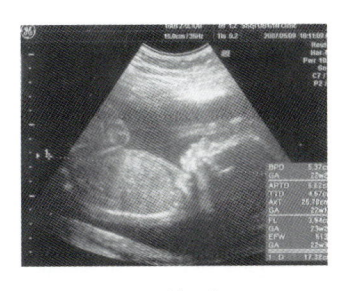

a Bモードスキャン　　b 3次元スキャン

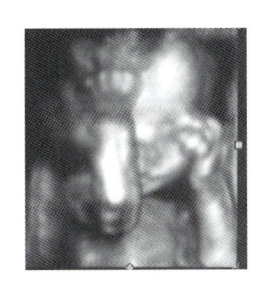

図44 胎児の超音波画像の例（妊娠23週）

像処理を行うシステムが開発されてきた．これらは，CT，MRIなどの画像データを入力として，これを2次元及び3次元に表示するとともに，画像の定量解析の能力を持つ高速能のワークステーションを中心として構成されている．

3次元表示のアルゴリズムとしては，①**断面表示**（画像情報を得た元の断面以外の方向の断面の濃淡画像を計算により再構成して表示），②**表面表示**（関心領域を3次元画像から抽出して，その表面を表示），③**再投影表示**（3次元画像データをある方向に再投影（積分）した画像を計算して表示）を基本とし，生体組織の形態を立体的にリアルに可視化して表示できるので，特に整形外科やMRIを利用する各診療科の臨床に広く応用されている．

人体内部の画像をリアルタイムに表示する3次元のCGの技術は，観察者があたかも人体内部に潜入したかのような現実感を与え，画像診断や医学教育の有用な手法となる．さらに，このような技術を手術者の手の動きを検知する，データグローブと呼ばれる入力装置や，体の動きを検知するデータスーツなどの装置と組み合わせると，仮想的な（virtual；バーチャル）空間の中で，手術を行っているような実感を得ることができる．このような新しい技術は**バーチャル・リアリティー**（virtual reality；仮想現実）と呼ばれる．例えば，"ロボット手術"と称して，内視鏡下手術支援装置などが開発され，実用されている．第1章 Box 2 に示されている，コンピュータに支援された手術はこのような画像技術の応用の例である．

3.8 サーモグラフィー

すべての物体はその絶対温度に依存する電磁波を放射している．図45に示すように，体温に近い300°Kの温度の物体は，波長が1000 nm付近すなわち赤外線の領域で，最大の強度の放射発散度を示している．そこで，この生体の発する電磁波を高感度の赤外線検出器（Hg・Cd・Te赤外線カメラ）で検出し，画像化したものが**サーモグラフィー**（thermography）である．図46aにはサーモグラフィー装置を，図46bにはこの装置で撮影された画像（サーモグ

3.8 サーモグラフィー

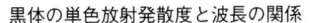

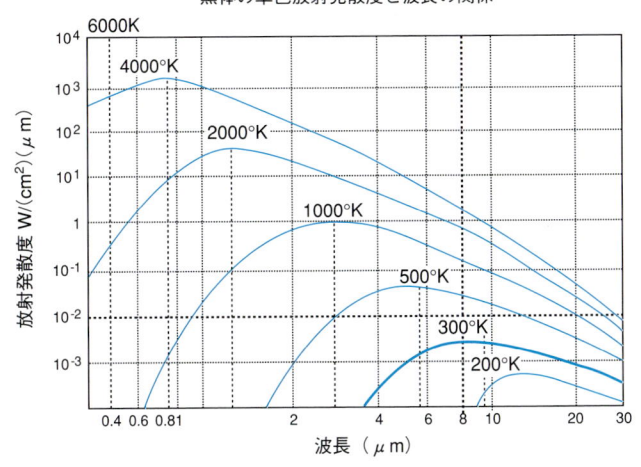

図45 サーモグラフィーの原理
体温付近（300°K）では赤外線領域にピークがある．

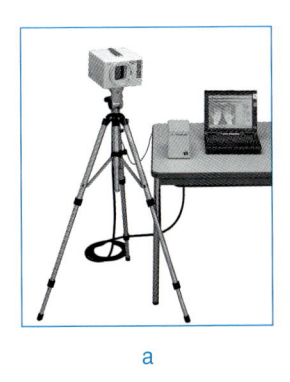

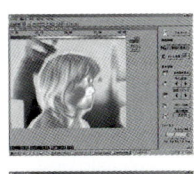

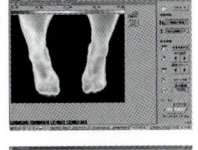

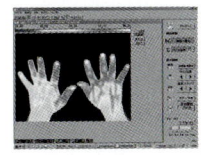

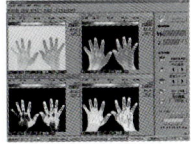

a

b

写真提供：日本光電工業（株）
製造：富士通特機システム（株）
インフラアイ2000

図46 サーモグラムの画像例

ラム）を示す．この図に示されているように，体表の温度分布を非接触で画像化できる利点がある．このような画像を診断補助に利用し得る領域は，悪性腫瘍の診断（ことに乳癌，甲状腺癌，上顎癌），循環器疾患（白ろう病，動脈閉塞性疾患，静脈瘤），神経系疾患，皮膚科疾患，整形外科，火傷，凍傷，東洋医学，スポーツ医学など広範に及ぶ．最近の装置では，温度の検出の精度も 0.1°C 以上のものが得られており，ラインスキャンなどの手法を用いると，計測した画像の定量化も行えるので，その用途も広がりつつある．

3.9 その他の画像情報処理装置

　これまでに述べた画像処理装置以外にも，多数の画像情報処理装置が臨床検査分野や医科学の研究のために活用されている．

　血液検査や癌細胞の病理学的検査では，顕微鏡画像の処理が必要な検査は少なくない．例えば，病理検査における白血球の分類は専門的な訓練を受けた医師や技師によって行われているが，そのような人材は限られており，検査の自動化，省力化が望まれている．そこで，白血球を6つのタイプに自動的に識別して異常な白血球を検出する**白血球自動型分類装置**や子宮頸癌の集団検診などのスクリーニングに用いられる**自動化細胞診装置**の画像処理技術の研究が進み，検査の省力化と膨大な検査件数のスクリーニングに利用されている．

　また，**共焦点レーザー走査顕微鏡**（**c**onfocal **l**aser-scanning **m**icroscope; CLSM）や**フローサイトメトリー；FACS**（**f**luorescein **a**ctivated **c**ell **s**orter）は，画像処理と光学の最新の技術を融合させたものとして，医科学，生物学の研究のためには不可欠の研究手段となっている．

❖ さらに学習するための参考書 ❖

1) 本間一弘，山田幸生，葛西直子：画像診断技術 In; 立石哲也（編）メディカルエンジニアリング，米田出版，2000, pp. 13-91
2) 森 一生：CT In; 山形 仁（編著）：医用機器 II, コロナ社，2006, pp. 18-47
3) (社) 日本画像医療システム工業会：医用画像・放射線機器ハンドブック，第1篇，診断用X線システム，2001, pp. 5-142
4) (社) 日本画像医療システム工業会：医用画像・放射線機器ハンドブック，第3篇，MR装置，2001, pp. 161-182
5) 笠井俊文，小川敬壽（編）：診療画像機器学，コロナ社，2006
6) 加藤 稔：医用画像工学（改訂増補版），医療科学社，1996
7) 日本エム・イー学会（編）：ME教科書シリーズD2, 飯沼 武，館野之男（編）：X線イメージング，コロナ社，2001
8) 鳥脇純一郎，長谷川 純，清水昭伸，平野 靖：画像情報処理（1）解析・認識編，コロナ社，2005
9) 岡部哲夫，藤田広志（編）：医用画像工学（第2版），医歯薬出版，2004

第4章

治療をサポートする工学
―治療に活用される機器―

- 4.1 医工学的な治療機器・装置の分類
- 4.2 電気刺激装置
- 4.3 極超短波治療装置
- 4.4 除細動装置
- 4.5 各種の手術用メス
- 4.6 高圧酸素治療室
- 4.7 人工呼吸器
- 4.8 温熱療法
- 4.9 特殊な器材を用いるカテーテル治療

現在，治療に活用されている各種の治療機器には，低周波，超短波治療機器などのいわゆる物理療法機器から，電気メス，レーザーメス，超音波の利用，高圧酸素治療室などの特殊環境の利用まで，様々な原理や作用のメカニズムに基づくものが広範に利用されている．人工臓器は代表的な治療装置としての重要性が増してきているので，次章で取り扱う．

わが国の病院で用いられている治療機器の例を表12に示す．これらの機器以外にも家庭用として広く用いられている医療機器を含めると，われわれの周辺には実に多くの種類の医療機器や装置が普及していることがわかる．

4.1 医工学的な治療機器・装置の分類

医工学的な治療機器・装置は，その作用原理の違いによって，表13に示すような範疇の機器群に大別することができる．

まず第1のグループとしては，生体に熱，水圧，光，電気など何らかの種類のエネルギーを作用させることによって治療効果を期待する一群の装置がある．これらは，末梢循環を改善して組織の新陳代謝を促進し，痛みを軽減するなどの治療効果を期待するものである．例えば，**低周波治療器**，**超短波治療器**，**マイクロ波治療器**などがある．この範疇に属する物理的な治療法は，**物理療法**（physical therapy あるいは phisiotherapy）と呼ばれ，痛みの軽減や末梢循環の改善，リラクゼーションの目的で対症療法やリハビリテーションのための装置として用いられる．

次に，生体に電気的刺激を加えることによって治療効果を期待する治療機器も多く用いられている．代表的なものとしては，**除細動装置**，**経皮的電気刺激装置**などがある．

強力なエネルギーを用いる治療装置としては，レーザーや高エネルギー粒子線で組織を破壊してメスとして利用したり，癌の治療に用いる装置がある．例えば，**超音波メス**，**レーザーメス**，リニアック（lineac; linear accelerator；**医療用直線加速装置**）などの**放射線治療装置**，定位脳手術装置などがこの範疇に入る．

4.1 医工学的な治療機器・装置の分類

表12 病院で用いられる主な手術・治療機器

おもな手術・治療機器

分類	名称	主たる目的	関連する物理エネルギー
手術機器	電気メス	切開・止血	電気（高周波）
	レーザーメス	切開・止血	光（レーザー）
	超音波メス	切開	音響（超音波）
	マイクロ波メス	止血・凝固	電気（マイクロ波）
	アクアジェットメス（ウォータージェットメス）	切開	力学（水圧）
	冷凍メス	組織破壊	熱（低温）
	電動形ダーマトーム	採皮	―
	麻酔機器	全身麻酔	―
	手術台	体位保持	―
	無影灯	照明	光
	吸引器	血液などの吸引	―
	滅菌機器	滅菌	熱，圧力，放射線
治療機器	心臓ペースメーカー	心筋活動の誘発	電気（低周波）
	除細動装置	心筋活動の同期	電気（低周波）
	人工心肺	ガス交換・血液循環	―
	血液透析装置	血液浄化	―
	結石破砕装置	結石破砕	各種（最終的には力学エネルギー）
	マイクロ波治療器	加温（温熱療法）	電気（マイクロ波）
	ハイパサーミア機器	加温（温熱治療	電気（マイクロ波，ラジオ波）
	レーザー治療器	あざ治療，他	光（レーザー）
	低周波治療器	疼痛緩和，他	電気（低周波）
	人工呼吸器	呼吸・呼吸補助	―
	低圧酸素療法機器	動脈血酸素分圧低下の治療	―
	ネブライザー	加湿・薬剤吸入	―

田村俊世ら，2006

これらのほか，特殊環境を利用する治療装置としては，通常はわれわれが経験することがない，特殊な環境に身体の一部または全部を曝すことによって，治療効果を期待するものがある．これには，**高圧酸素治療室**，**人工呼吸器**，**温熱療法**，**凍結手術装置**などがある．

以下では，これらの一部について，その概要を述べる．

4.2 電気刺激装置

筋肉や神経に電気的な刺激を加えることによって何らかの治療効果を期待する療法としては，経皮的電気刺激と機能的電気刺激が広く用いられている．

4.2.1 経皮的電気刺激装置

経皮的神経電気刺激装置（低周波治療装置；**t**ranscutaneous **e**lectrical **n**erve **s**timulation; **TENS**）とは，皮膚に装着した表面電極を通して，筋肉や神経に低周波電気による刺激を行い，痛みの治療や筋萎縮の予防などを行うための物理療法機器である．

この装置は，体表に装着した電極を介して低周波の直流を組織に通電し，筋肉や組織を電気的に刺激するために用いられる．伝導電流としては，休止期を持ったパルス波，あるいはその変調波から成る変動電位電流が用いられる（図 47）．現在市販されている家庭用の低周波治療器は，電圧 3～10 V，消費電流 16～33 mA（負荷抵抗 1 kΩ 時），発振周波数 1～250 Hz（波形切替方式）の直流の脈流波を通電するものである．実際に治療に用いられる際の刺激電流は，電流量が 0.1～5 mA，周波数は 1 Hz～1 kHz，通電時間は 10～30 分程度である．

経皮的電気刺激装置の効果と，その効果を利用して治療が行われる診療科としては，①鎮痛作用（麻酔科ペインクリニック），②末梢循環改善作用（循環器科，整形外科），③筋萎縮の予防や筋力の強化（理学療法，スポーツ医学），④尿失禁の予防（泌尿器科），⑤神経・筋麻痺の改善（理学療法，神経内科），⑥骨癒合促進作用（整形外科）などがあると考えられており，広範な診療科

4.2 電気刺激装置

表13 各種の治療機器

1) **エネルギーを加えることにより治療効果を期待する治療装置**
   低周波治療器, 超短波治療器, マイクロ波治療器 など
2) **電気刺激による治療効果を期待する治療装置**
   除細動装置, 経皮的電気刺激装置 など
3) **強力なエネルギーで組織を破壊する治療装置**
   電気メス, 超音波メス, レーザーメス,
   リニアック, X線, 定位脳手術装置 など
4) **特殊環境を利用する治療装置**
   高圧酸素治療室, 人工呼吸器, 温熱療法, 凍結手術 など

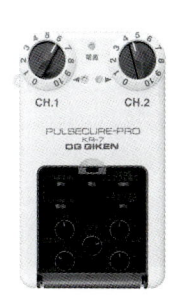

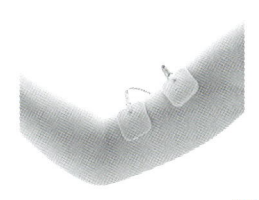

写真提供：オージー技研（株）
KR-7

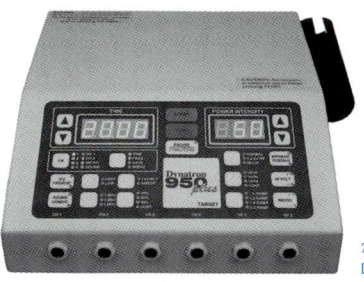

写真提供：（株）ベクトロニクス
Dynatron 950 plus

図47 低周波治療器

で用いられている．しかしその作用のメカニズムについては，まだ定説がない．

4.2.2　機能的電気刺激装置

　交通事故やスポーツ外傷などによる脊髄損傷や脳卒中などの脳血管障害によって運動機能や感覚機能の麻痺があり，なおかつ末梢の運動神経や筋肉の機能が正常である場合には，末梢の神経や筋肉に電気刺激を与えると筋肉が収縮するので，手足の動作を再建することができる．このような治療法は，**機能的電気刺激**（**f**unctional **e**lectrical **s**timulation; **FES**）と呼ばれており，運動障害の機能回復に用いられている．電気刺激を制御する信号としては，図 48 に示すように，健常な被験者が動作したときに得られた筋電図（EMG）を解析した筋電信号を記憶して，必要な刺激パターンを発生させるなどの手法が用いられる．しかし手の動きには多くの筋肉が関与しているので，これらの筋肉を電気刺激で制御するのは容易ではなく，物理療法の域を越えて人工臓器の一種とみなすべきものである．

4.3　極超短波治療装置

　極超短波すなわち**マイクロ波**（microwave）とは，周波数 300 MHz ～ 300 GHz の電磁波，すなわち波長にして 1 m から 1 cm の範囲の電波をいう．医療用に割り当てられているマイクロ波は，家庭用の電子レンジと同じく 2,450 ± 50 MHz（波長 12.2 cm）と定められており，出力 100 ～ 200 W 程度のものが用いられる．マイクロ波は波長が短いので，光と同様にエネルギーを収束させることができる．図 49 に示すように，照射アンテナを患部に向けてマイクロ波を照射させると，電子レンジで食品を加熱するときと同様に，皮膚表面の温度は上昇せず深部の温度が上昇するので，組織に温熱効果を与えることができる．整形外科領域（痛みの軽減），耳鼻科（突発性難聴，耳なり，顔面神経麻痺）などの治療の目的には，出力 30 W 程度の小型のものが用いられる．温熱発生のメカニズムは，体内に豊富にある有極性物質が電磁波を吸収する

4.3 極超短波治療装置

図48 FESの原理（麻痺上肢制御の場合）

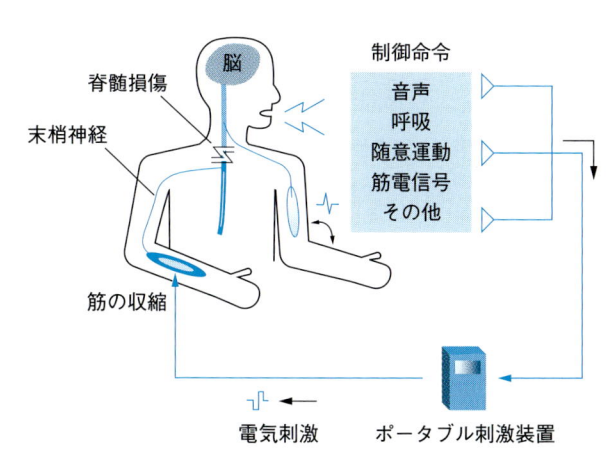

星宮 望ら，1999

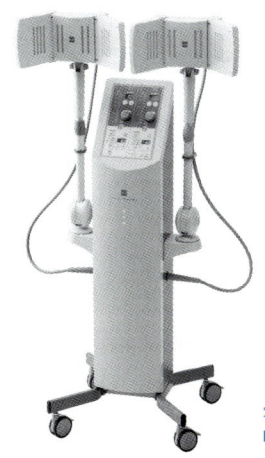

写真提供：オージー技研（株）
ME-8250

図49 マイクロ波治療器

ことによる異常熱吸収であるとされている．血流量の増加は照射後 15 分程度から顕著となる．

装置は，マイクロ波を発生する発振部（マグネトロン発振管），電源部，冷却部，輻射部から成っている．発振部では 2,000 V 以上の高電圧を使用しているので，電気的安全性に留意するほか，眼を保護し，照射部位に金属を帯びさせないことなどの安全性の確保に留意する必要がある．

4.4　除細動装置

4.4.1　心室細動の危険性と電気的除細動

心臓は 5 l/min もの大量の血液を全身に駆出している．この心臓のポンプ機能は，1 分間に 70 回前後の頻度で電気的な興奮が心房から心室に伝えられて，心室の筋肉が規則正しいリズム（洞調律）で収縮・拡張を繰り返すことによって維持されている．このリズムが失われた状態が**不整脈**（arrhythmia）である．不整脈は様々な原因で起こり，それ自体は深刻な病態ではないが，感電，心筋の虚血，電解質の異常，薬物中毒などが原因となって起こるものは，心房細動または心室細動に移行する場合がある．このうち**心室細動**（ventricular fibrillation）は特に致命的で，緊急に処置を講じなければ患者は死に至る．

心室細動とは，図 50 に示す心電図からわかるように，心室の筋肉が同期がとれずに無秩序に収縮・拡張して，心筋のあちこちでミミズが這うような不統一な収縮が起こっている状態を指す．この状態を放置すると，心拍出量が低下し，やがて心拍停止となって 10 秒以内に失神し，この状態がさらに 3〜5 分続くと中枢神経に不可逆な変化が起こり，死に至る．これに対し，交流または直流の強い電気刺激を心筋に通電すると細動を除去する効果があることがわかり，心室細動の極めて有効な治療法として**除細動装置**（defibrillator；心室細動除去装置）が普及するようになった．図 51 は除細動装置の一例を示す．心室細動に陥り，救急蘇生が必要な患者にはまず心臓マッサージを行

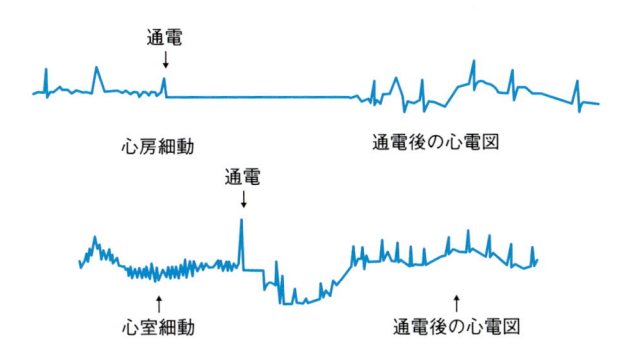

図50　除細動装置の効果

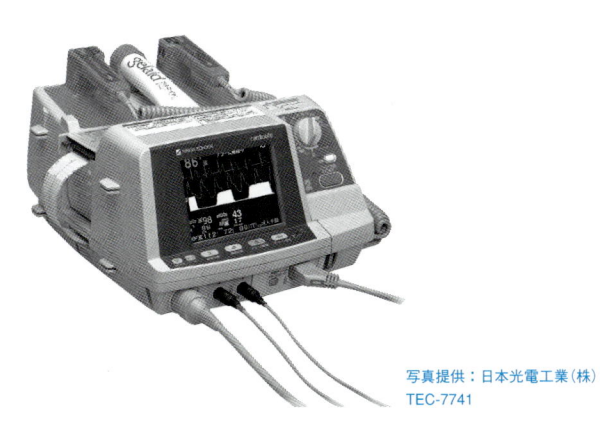

写真提供：日本光電工業(株)
TEC-7741

図51　除細動装置

い，数分以内に除細動装置で通電するとほぼ確実に除細動を行うことできる．除細動装置はこのほかに心房細動の除去のための緊急治療用，心室性および上室性頻脈の治療に用いられている．

4.4.2　除細動装置の概要と動作

　除細動装置は図 52 に示すような構成を基本としている．抵抗 r を介して交流電圧 V を作用させるとコンデンサー C が充電される．スイッチ S を生体側に切り換えると，コンデンサーに蓄えられたエネルギーは，コイル L とその内部抵抗 R_1 を介して生体の抵抗 R_2 に供給される．このコイル L は，放電波形のピーク電圧を抑え，波形の幅を広げるために設けられている．除細動の際の通電時間は 2～5 ms，最大供給エネルギーは 400 J，最大エネルギーまでの充電時間は 10 s 程度のものが用いられる．実際に用いられている通電のエネルギーのレベルは，体表からの通電（外用）では，200～300 J，心臓への直接通電（内用）では，30 J 前後である．

　電極としては外用に用いられる体外電極（パドル型）と内用に用いられる直接電極（スプーン型）がある．電極により与えられた電流の 1/3 が心筋に達する．体外電極は，皮膚との接触抵抗を下げ火傷を防ぐために，大人用では直径 70 mm 以上の大きさが必要となる．健康な人でも心電図の R 波の後に**受攻期**（vulnerable period）と呼ばれる，電気的な刺激を受けやすい時間帯があり，この時点に電気刺激が落ちると心室細動が容易に起こる（図 53）．除細動装置は，心室細動以外の治療に用いられることもあるので，心電図の R 波で同期をとって受攻期を避ける機能を備えている．除細動装置の操作の際には非常に強力な電流が流れるので，心電計などの生体情報計測機器の増幅器を保護するため，自動インスト・スイッチ（心電図などの基線の動揺によるノイズを除くために，増幅器を連結するコンデンサーの極板に貯った電荷をアースに落すためのスイッチ）が備えられている．この装置を用いて除細動を行う際には，操作者の感電防止のために手袋を着用しなければならない．

4.4 除細動装置

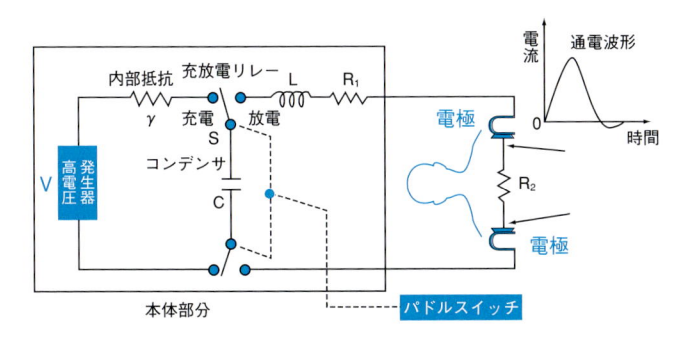

図52 除細動装置の基本回路

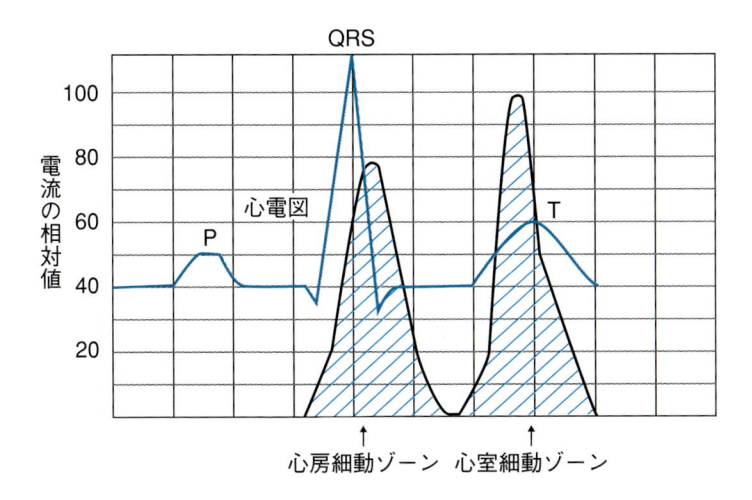

図53 受攻期

心電図上の青い斜線部の時間帯に電気的刺激が加わると，心室細動，心房細動が起こる．

4.4.3 自動体外式除細動装置；AED

　除細動は心室細動の除去には極めて有効な治療法であるが，一刻を争って緊急に治療を行わないと患者を救命することができない．除細動の成功率は，心室細動の発作後1分経過するごとに10％ずつ失われて10分後には0％となり，ほとんどの患者が死に至る．そこで早期かつ緊急の除細動ができる**自動体外式除細動装置**（automated external defibrillator; AED）が開発され，わが国では，2003年には救急救命士による使用が認められるようになった．さらに2005年には特別の講習を受けずとも一般人が使用できるようになって，学校，職場，公共施設での設置が急速に普及しつつある．AEDの一例を図54に示す．AEDの操作に際しては，救命の手順が音声で指示されるので，誰でも簡単に操作できるようになっている．

4.4.4 植込み型除細動装置

　頻繁に心室細動を繰り返す患者には，除細動装置を体内に植込んで，突然死を防ぐ必要がある．この目的で開発された装置が**植込み型除細動装置**（implantable cardioverter/defibrillator; ICD）であり，1980年にアメリカではじめて臨床応用がなされ，わが国では1994年に輸入が承認された．この装置は，名刺サイズの大きさで，体外式除細動装置を小型化して胸部あるいは腹部に留置するものである（図55）．除細動用の一対の電極と双極の心臓ペースメーカー電極（第5章参照）が用いられる．除細動用の電極は，陽極側が細いコイル状のもので，上大静脈内に置かれ，陰極側は網板状で心尖部を覆うように装着される．これらの電極は細動発生の識別にも使われている．心臓ペースメーカー電極は心拍数計測と通電に用いられる．電源として内蔵されているリチウム電池の寿命が最大3年，または25 Jの通電が100回まで可能なものが用いられている．患者の心室細動が検出されると20 s以内に内蔵のコンデンサが充電され，3〜8 msのパルス幅で，初回に25 Jの通電が行われ，除細動できない場合には30 Jに増加させて4回まで通電が繰り返される．

4.4 除細動装置

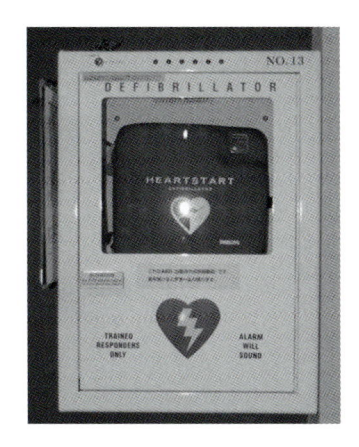

図54 自動体外除細動装置；AED
公民館に設置されている例．

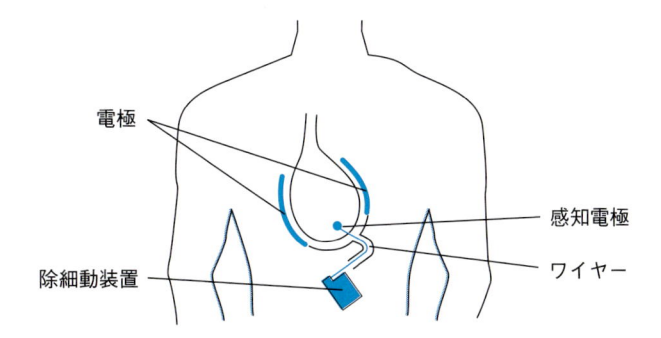

図55 植込み型除細動装置

4.5　各種の手術用メス

4.5.1　電気メス

　電気メス（正確には高周波電気メス；high frequency surgical knife）は1910年に開発され，当初は"radio knife；高周波メス"と呼ばれていた．この名称からもわかるように，高周波電流により組織の切開を行うもので，外科手術や動物実験に不可欠の医療機器である．メスとして用いる際には，図56に示すように，生体に数MHz（主要搬送周波数0.3～5 MHz，電圧2～3 kV，電流量100 mA，出力100 W）の高周波電流を流し，電気メスの小さい刃先に電流密度を集中させ，組織との間で一種のアーク放電を行わせて，そのジュール熱によって組織を沸点に到達させて爆発的に蒸散・切開する（cutting；切開操作）．この放電を断続的に行わせると熱凝固により血液の凝固（coagulating）操作が行えるので，出血を少なくすることができることから，出血が多い部位の切開に広く用いられるようになった（図57）．

　この原理からもわかるように，高周波電流を用いるので，使用に際しては，安全性に留意する必要がある．特に，高周波電流の出口となる対極板に凹凸があると，その部位の電流密度が高くなるので，局部的な熱傷の原因となる．対極板以外でも電流の通路ができると熱傷を起こす（図58）．また術者，介助者への電撃ショック，引火爆発，他の電子機器への障害，各種のモニターの電子機器に対する雑音対策などに留意する必要がある．最近の機器では，双極式電気メスの使用，対極板の改善，フローティング型メスの採用によりこれらの障害を軽減しようとしている．

4.5.2　レーザーメス

　レーザー光の生体に対する作用の本態は，第1章で述べたように，その強力な熱，光，圧力及び電磁界を利用することにあり，これによりレーザーメスとして，組織を切開したり，組織の凝固，腫瘍の治療などに用いられている（第1章1.2.3項参照）．

　レーザーメス（laser surgical knife）は，レーザーの強力なエネルギーを利用して組織を切開，凝固，蒸発させるものであり，非接触型メスである点も特

4.5 各種の手術用メス

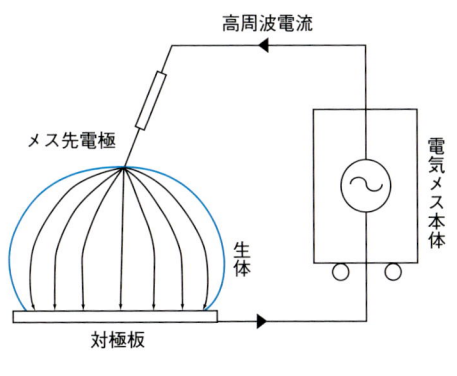

図56 電気メスの作動原理

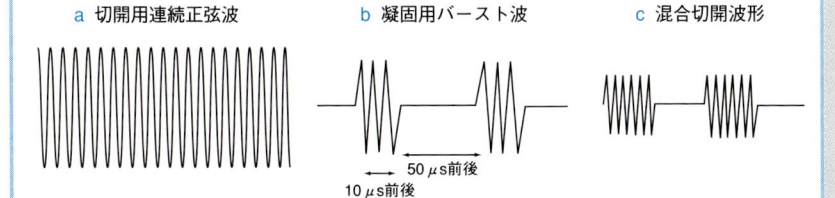

a 切開用連続正弦波
b 凝固用バースト波
　10 μs前後
　50 μs前後
c 混合切開波形

図57 電気メスに使用する高周波電流の波形

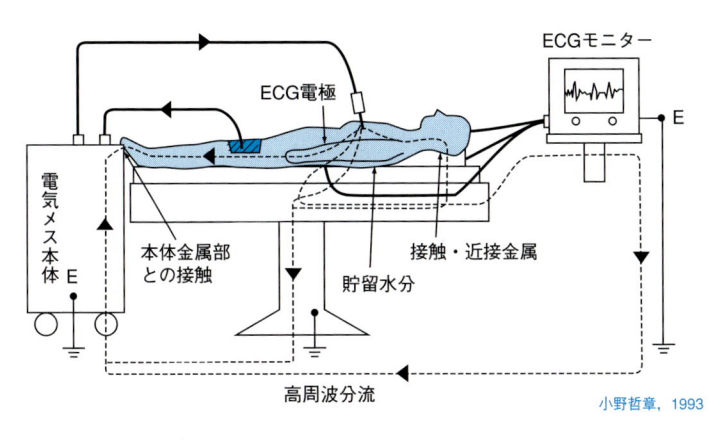

小野哲章, 1993

図58 電気メスによる高周波電流の分流

長である．市販のレーザーメスの一例を図59に示す．これは，波長10.6 μm，出力は10～100 W程度の**CO_2レーザー**を使用するもので，出血量を少なくすることによって実質性臓器の外科手術に応用するために開発されたものである．CO_2レーザーは遠赤外線であるため目には見えないので，可視光線である**He-Neレーザー**（波長633 nm）の光軸を合わせて照射位置決めを行う．また，レーザーの多くはガラスに吸収されるので，光ファイバーによって導光することはできない．しかしフレキシブルな伝送路も開発され，内視鏡のように体内での手術操作が可能となり，レーザーメスの有用性が増した．レーザーメスは特に一般外科，歯科，眼科領域で広く用いられている．

　一般外科の領域では，皮膚癌の切除，刺青やアザの治療に用いられる．この際，健常組織はチンク油のような白い顔料を塗って保護する．歯科領域では，窩洞形成，歯牙着色物や沈着物の除去，齲蝕（むし歯）の予防，腫瘍の治療，歯科用材料の加工・接着などに用いられる．眼科領域では，網膜剥離の治療用**光凝固装置**（photocoagulator あるいは laser coagulator）として，従来のキセノンに代って連続波のアルゴン（Ar）レーザーが用いられる．このレーザーの出力は角膜上で1 W，パルス幅100 μs～5 s，集束スポットは500～1000 μm程度のものが用いられる．また**YAG**（**y**ttrium-**a**luminum-**g**arnet）**レーザー**も，レーザー光凝固装置として用いられる．

　レーザーメスの安全性に関しては，特に患者および術者や介助者の眼に対する保護が重要である．レーザーは平行光線であるために集光されやすい．万一にも網膜に照射されると失明の危険性があるので，医用レーザーの安全基準がJIS規格や国際規格（**A**merican **N**ational **S**tandards **I**nstitute; **ANSI**）で定められている．

4.5.3　超音波メス

　超音波が生体に及ぼす作用としては，温熱作用，機械的振盪作用，種々の酵素反応の促進，血管拡張，新陳代謝の促進などがあると考えられており，これらの性質を利用して，物理療法と生体組織の破壊作用を利用する治療法が行われている．

　超音波メス（ultrasonic surgical knife）は，図60に示すように，ハンドピー

4.5 各種の手術用メス 97

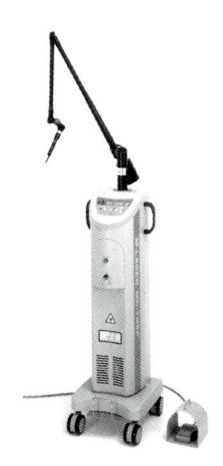

写真提供：(株)エム・アンド・エム
MC-70SP

図59　CO_2レーザーメス

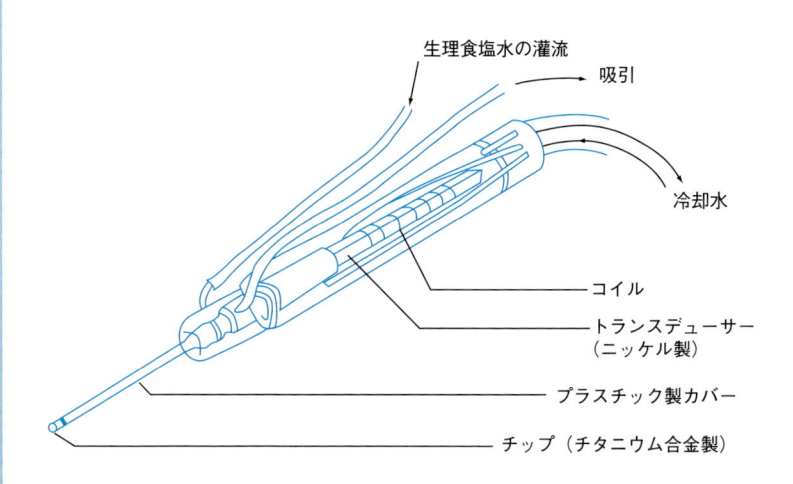

図60　超音波メスの構造

（図中ラベル：生理食塩水の灌流、吸引、冷却水、コイル、トランスデューサー（ニッケル製）、プラスチック製カバー、チップ（チタニウム合金製））

スの中に仕込まれたホーンと呼ばれるチタニウム製の円管状のメス先（チップ）を超音波周波数（20〜40 kHz）で100〜300 μm程度の振幅で前後に振動させ，この振動により生体組織を破砕，細分化して，その組織片を吸引する装置である．超音波吸引器という意味でキューサ（**C**avitron **u**ltrasonic **s**urgical **a**spirator; **CUSA**）と呼ばれている．チップを振動させる駆動部には，磁歪式と電歪式がある．磁歪式の素子としては，Ni，Fe，フェライトなどがある．電歪式は，交流電圧をかけるとセラミック（PZT；チタン酸ジルコン酸鉛）などのピエゾ（圧電）効果を有する素子が振動することを利用するものである．破砕された組織を取り除くため，破砕組織と生理食塩水を混合して外部の容器に排出する吸引ポンプに繋がるチューブ系統が備えられている．

このメスの特長は，血管壁は実質組織よりも超音波振動に対して抵抗性があり破壊されにくいので，血管や神経を温存しながら腫瘍などの組織を出血を少なくして除去できる点にある．従って，脳神経外科領域の腫瘍摘出や肝臓，膵臓などの実質臓器の手術に適している．心臓外科の領域では，柔らかい血管などの組織を傷つけずに温存することができるので，心臓のバイパス手術の際に冠動脈を剥離したり，内胸動脈を採取するなどの目的に利用されている．その他の用途としては，①白内障の患者の白く濁った水晶体を摘出して眼内レンズを挿入する眼科手術，②尿管結石の破砕手術などに用いられている．

4.5.4　冷凍メス

生体組織を凍結することによって手術を行う，**凍結手術**や**冷凍治療**（cryosurgery）も特定の疾患の治療には有用な手術である．この目的で用いるのが**冷凍メス**（cryo-knife）である．生体組織を凍結したときには，凍結接着，凍結固形化，凍結炎症，凍結壊死という，4つの生体反応が起こる．冷凍メスはこの反応を利用して組織を吸引・接着させ，切除する．

凍結接着とは，低温の冷却プローブに組織が接着されやすいことを利用する．その接着力はピンセットや吸引器によるよりもかなり強いので，水晶体摘出

4.5 各種の手術用メス

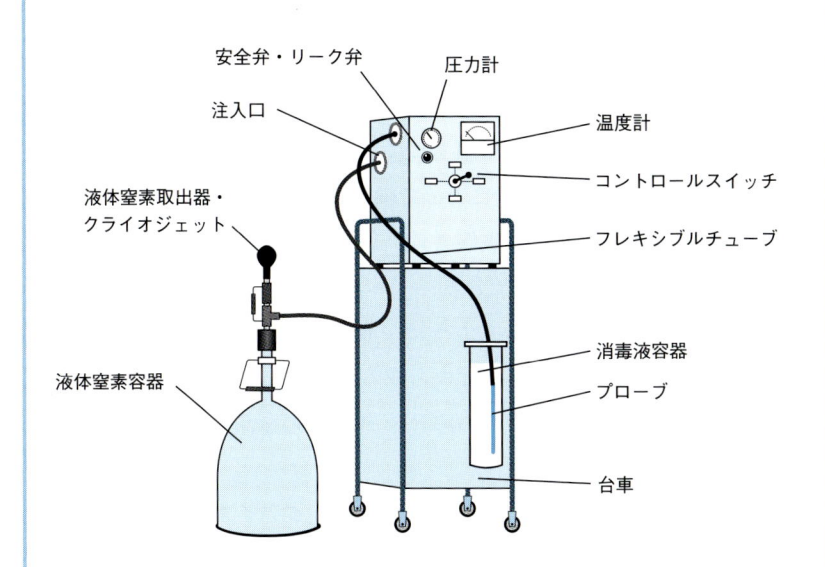

a 凍結手術装置

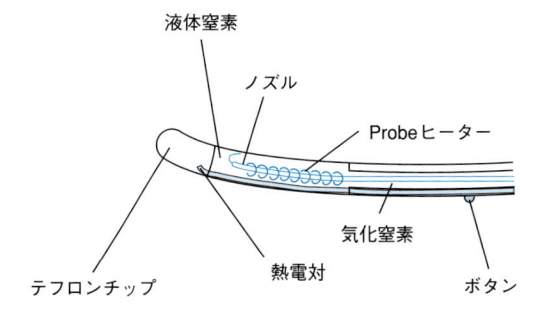

b 冷凍メス（プローブ）の模式図

図61 冷凍メス

などに用いることができる．**凍結固形化**とは，柔らかくてもろい組織や出血しやすい腫瘍が凍結されると固形化することをいう．固形化した患部を切除すれば，腫瘍細胞の播種が防げる．また，一時的止血にも応用できる．**凍結炎症**とは，凍結後に炎症反応が起こることをいう．網膜剝離の際に，網膜と脈絡膜との間に炎症を起こして瘢痕をつくり，網膜を癒着させるのに応用される．**凍結壊死**とは，組織の凍結によって細胞内外に氷晶ができて，脱水やタンパク変性が起こり細胞構造が破壊され，組織が壊死に陥ることをいう．腫瘍の摘出などに応用することができる．

　凍結手術装置は，図61aに示すように，液体窒素容器，液体窒素注入制御部，冷凍メス本体（プローブ）などから成る．プローブには，図61bに示すように，液体窒素を気化させるためのヒーター，先端部の温度を測定するための熱電対が備わっている．

　組織の凍結には，液体窒素（－196℃）やドライアイスなどが気化するときに組織から熱を奪うことを利用する方法と，高圧のガス（笑気［亜酸化窒素；N_2O］ガス，炭酸ガス，フレオン22）が断熱膨張する際に温度が低下するジュール・トムソン（Joule-Thomson）効果を利用する方法がある．また，凍結の手技としては，①冷媒を綿球にしみ込ませて患部に当てる綿球法，②スプレーにより冷却剤を吹き付ける噴霧法，③プローブやメスを患部に接触させる接触法，④プローブを患部に刺入する刺入法，⑤体内の空洞部に冷却剤を注入する注入法が用いられる．

　凍結手術の適応症となる領域や疾患は，以下のように広範にわたる．
①脳外科領域（パーキンソン症の視床切除，下垂体剔除など），②一般外科領域（進行性乳癌，舌癌，甲状腺癌，痔核，痔裂，痔瘻，脱肛の手術など），③泌尿器科領域（子宮膣部びらんの手術など），④皮膚科領域（いぼ，良性腫瘍，皮膚癌，母斑の治療），⑤耳鼻科領域（メニエール病，鼻茸，鼻出血，扁桃腺剔除など），⑥眼科領域（白内障の水晶体摘出や網膜剝離の手術など）の目的に用いられる．

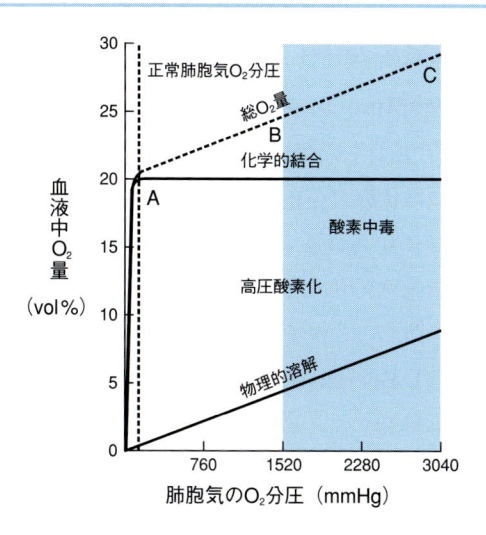

図62 高圧酸素療法の必要性
A：正常な呼吸時の血液中の総O_2量．B：外気を2気圧に，C：外気を4気圧にしたときの総O_2量．

表14 高圧酸素療法が有効な疾患

a. 救急的処置が必要な疾患
- 急性一酸化炭素（CO）中毒およびその他のガス中毒
- ガス壊疽
- 空気塞栓
- 減圧症（潜水病）
- 急性末梢血管障害
- ショック
- 急性心筋梗塞およびその他の急性冠動脈不全
- 脳塞栓および重症頭部外傷
- 腸閉塞
  など

b. 慢性疾患
- 悪性腫瘍（放射線や抗癌剤治療と併用）
- 難治性潰瘍のある末梢循環障害
- 皮膚移植
- スモン
- 脳血管障害
- 一酸化炭素中毒後遺症
- 脊髄神経疾患
  など

4.6　高圧酸素治療室

　血液中に含まれる酸素は，図62 に示すように，ヘモグロビン（hemoglobin; Hb）に化学的に結合した酸素（結合酸素）と物理的に溶解している酸素（溶存酸素）の二つの状態で存在している．例えば，一酸化炭素（CO）中毒などで CO とヘモグロビンが強く結合して，結合酸素が著しく低下したときでも，高圧環境下で酸素分圧を上げれば物理的溶解量の増加によって血液中の総酸素量の低下を防ぐことができる．このような物理化学的な発想から，オランダのベレーマ（I. Boerema）は，**高圧酸素治療室**（hyperbaric oxygen chamber）を 1960 年に開発した．高圧酸素療法は表14 のような各種の疾患に適用されるが，この中でも特に，一酸化炭素中毒，潜函病（潜函工事や潜水に伴う急性減圧症）の治療に広く用いられてきた．この方法による治療は，図63a に示すように，手術室および加圧・減圧室ごと 5 気圧程度の高圧にする必要があるので，大規模な施設が必要となる．治療の原理と装置のいずれもが極めて人工的で特異な治療法である．図63a に示す患者と治療スタッフ数人を収容する大型の設備（第 2 種高圧酸素治療室）と図63b に示す患者一人だけを収容する装置（第 1 種高圧酸素治療室）がある．高圧の酸素ガスを取扱うので，爆発や火災の危険がある．実際に，わが国で 1969 年に第 2 種高圧酸素治療室内で爆発事故が起こり 4 名の死亡者を出した大規模な災害があり，その教訓から純酸素ガスを用いるのでなく，ヘリウムを混入するなどの対策がとられた．また，第 1 種高圧治療室でも，患者が懐炉をつけたまま治療を受けたために爆発事故が起こったなどの事例もある．

4.7　人工呼吸器

　人工呼吸器（respirator あるいは ventilator）は，患者の呼吸機能，すなわち肺の換気と呼吸ガス（酸素と二酸化炭素）の交換を人工的に補助するために用いられる装置であり，手術や救命治療に不可欠な医療器具の代表といえる．

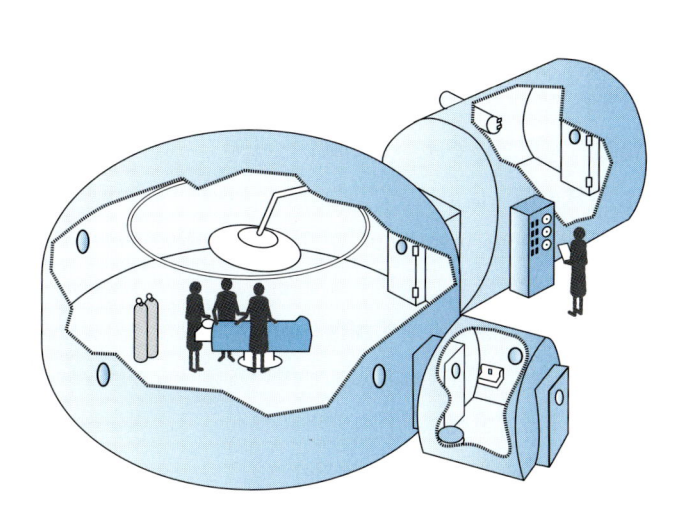

4.7 人工呼吸器

a 第2種高圧酸素治療室

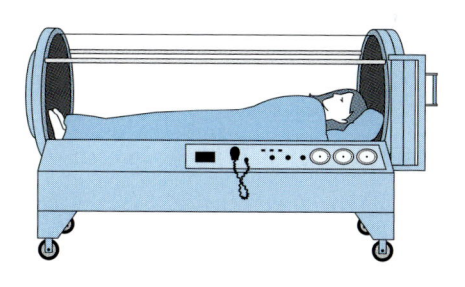

b 第1種高圧酸素治療室

図63 高圧酸素治療室

この装置が普及したことによって，救命・救急医療が進歩し，脳死患者でさえ長期の延命ができるようになった．このような点から，人工呼吸器の操作は，生命維持装置の操作に責任を持つ臨床工学技士の最も重要な職務となっている．市販されている人工呼吸器の一例を図64に示す．

人工的な換気の方式としては，「**鉄の肺**」と「**人工呼吸器**」の二つの方式がある（図65）．「鉄の肺」は，ヒトが自然に行う呼吸，すなわち自力で呼吸する自発呼吸（spontaneous breathing）ができない患者の首から下を鉄製の箱に収容して，胸郭に陰圧をかけて膨らませることにより，受動的に空気を肺内に吸い込ませる方式である．脊椎損傷や小児麻痺などで自発呼吸ができない患者に用いられたが，現在ではほとんど用いられることはない．一方，人工呼吸器はガスを陽圧で直接に肺内に送り込むもので，現在用いられている一般的な人工呼吸法である．

自発呼吸時と人工呼吸時の肺内圧と胸腔内圧の変化を図66に示す．自発呼吸では，吸気相では横隔膜などの呼吸筋の収縮によって，胸腔内圧が陰圧となって肺が拡張し，空気が気道に入り込む．呼気相では，肺胸郭系の弾性と呼吸筋の弛緩によって肺内のガスが排出される．一方，人工呼吸では，吸気相ではガスを陽圧で強制的に気道に押込むことによって肺を膨らませる．吸気相と呼気相でのガスの流路を切り替えるためには呼気弁が必要となる．

人工呼吸器は，ガスを送り込む方式によって，従圧式と従量式に大別される．**従圧式**（あるいは**圧力制限式**）**人工呼吸器**（pressure-limited ventilator）では，肺に送りこむ混合気体の圧が設定圧に達すると送気を終わる方式である．一方，**従量式**（あるいは**体積制限式**）**人工呼吸器**（volume-limited ventilator）では，内圧に拘わらず，設定された容量の体積の気体を肺に送りこむ方式である．市販されている人工呼吸器は多種類あり，そのデザイン，構造も様々である．しかし基本的な構成は共通している．すなわち，圧縮空気および酸素取り入れ口，酸素濃度調整器，送気機構，送気口，加湿器，患者回路，患者接続口，呼気弁，呼気出口が必須の部品となる．前述したように，人工呼吸器は主要な生命維持装置であり，その操作と維持管理には専門的な技術と訓

4.7 人工呼吸器

図64　代表的な人工呼吸器

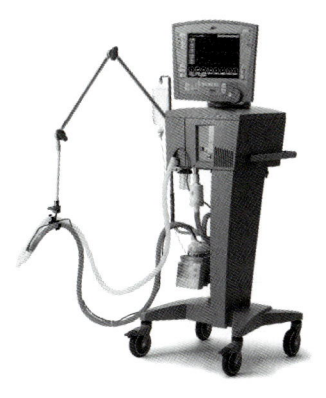

写真提供：アイ・エム・アイ（株）
AVEA

人工呼吸器の2つの方式

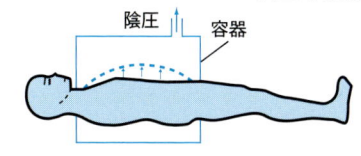

a 「鉄の肺」のように外から陰圧をかけて肺胸郭をひろげる方式

b 通常の人工呼吸器のように外から陽圧をかけてガスを押しこみ、肺胸郭をひろげる方式

図65　鉄の肺と人工呼吸の換気方式

渡辺 敏, 1987

自発呼吸および人工呼吸時の肺内圧と胸腔内圧の変化

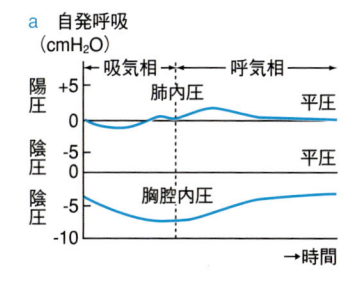

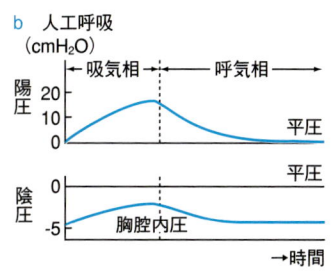

a 自発呼吸

b 人工呼吸

渡辺 敏, 1987

図66　自発呼吸と人工呼吸における肺内圧と胸腔内圧の変化

練が必要である．

4.8 温熱療法

　腫瘍細胞が40°C程度の高温状態に弱いことを利用して，局所あるいは全身の温度を高めることによって，多発性の癌，切除ができない癌，進行癌の症例への治療の効果を期待する治療法を**温熱療法**（hyperthermia）という．生体が通常は経験することのない高温を治療に利用するという点で，特殊な環境を利用する治療法の一つといえる．

　温熱による腫瘍細胞障害の作用は，①DNA，RNA，タンパク質の合成の阻害による選択的呼吸障害，②嫌気性解糖の相対的増加，③pHおよび酸素分圧の低下と，④血流停滞による相乗効果により，腫瘍細胞の障害，壊死を招来するものと考えられている．しかし臨床応用が先行して，基礎的な検討は十分に行われていない面がある．

　温熱療法の方法としては，局所的温熱療法と全身的温熱療法がある（表15）．局所的温熱療法としては，例えば，膀胱癌の患者の膀胱に温水を灌流する方法，あるいは子宮頸癌の患部にマイクロ波を照射して加温するなどの方法がある．全身的な温熱療法としては，病原菌（pyrogen）を意図的に注入して体温を上げる方法，高周波電流（radio frequency; RF 波）を照射して体表面から加温する方法，体外循環回路の中に熱交換器を設置して，血液を加温するなどの方法が用いられる．

4.9 特殊な器材を用いるカテーテル治療

　心筋梗塞は，心臓を栄養する血管である冠動脈が狭窄を起こして血流が杜絶し，心筋が虚血状態となって壊死した状態をいう．このような致死率の高い重症の心原性ショックの治療のために，一時的に心臓のポンプ作用の補助・代行を行う補助循環や，冠動脈の狭窄を広げる処置が必要となる．その

4.9 特殊な器材を用いるカテーテル治療

表15 癌の温熱療法の方法

局所温熱療法	全身温熱療法
・温水療法	・発熱物質の投与による方法
・赤外線を用いる方法	・体表を温める方法
・加温血流の局所灌流	温水
・超音波法	パラフィン
・マイクロウェーブによる方法	温気体
・RF波を用いる方法	・体外循環法

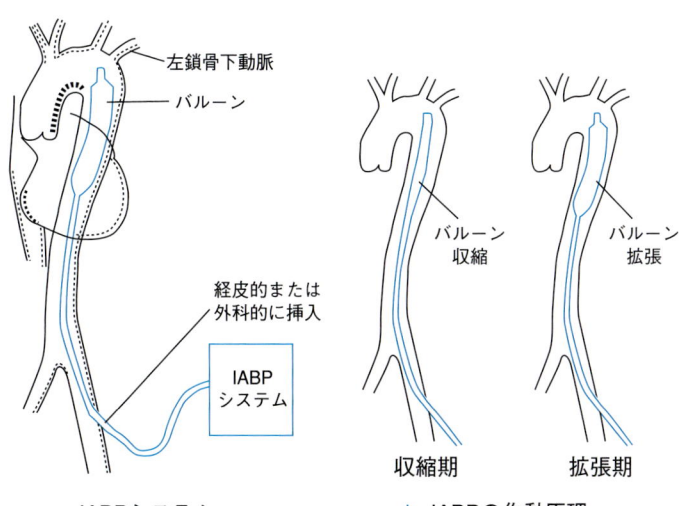

a　IABPシステム　　　　　　b　IABPの作動原理

図67　大動脈内バルーンポンピング；IABP

手段としてバルーン（風船）やステントなど特殊な器材を用いる**カテーテル治療**が行われる．

4.9.1　大動脈内バルーンポンピング：IABP

大動脈内バルーンポンピング；IABP（**i**ntra-**a**ortic **b**alloon **p**umping）は，図65に示すように，先端にバルーンを持つカテーテル（実物は第1章 Box 1 参照）を大動脈内に挿入し，心周期と同期させて，心臓の収縮期にはバルーンを収縮，拡張期にはバルーンを拡張させることによって，大動脈および冠動脈への血液駆出を補助させる効果を期待するものである．冠動脈はその他の動脈とは異なって，心臓の拡張期に支配的に血流が流れるので，この方法は冠動脈の補助ポンプ的役割を果たすことになる．その結果，①心仕事量の減少，②心筋酸素消費量の減少，③冠動脈血液量の増加，④平均動脈血圧の上昇などの効果が得られ，低下した心臓のポンプ機能を補助する効果が得られる．

4.9.2　経皮的冠動脈形成術：PTCA

PTCAとは，**p**ercutaneous **t**ransluminal **c**oronary **a**ngioplasty の略で，**経皮的冠動脈形成術**とも呼ばれている．この方法は，図68に示すように，冠動脈造影用のカテーテルを介して，先端部分にバルーンのついた特殊なカテーテルを挿入し粥状硬化部位を機械的，物理的に圧迫して開大する手術法である．

このような治療を行って一時的に狭窄が広げられても，数ヶ月以降に再狭窄が起こるので，**ステント**（endovascular stent）というステンレス製の金属でできた編目構造の筒（構造は第5章図88に類似）を血管の中に留置する処置が行われる．このような異物が血管内に留置されると，第5章で述べるように，血栓が生じるおそれがあるので，血液の凝固を防ぐ薬物を徐放させるステントなどの開発が進められている．

大型の機器ではなく，バルーンやステントが心臓血管系の治療に有効に用いられている例として興味が持たれる．

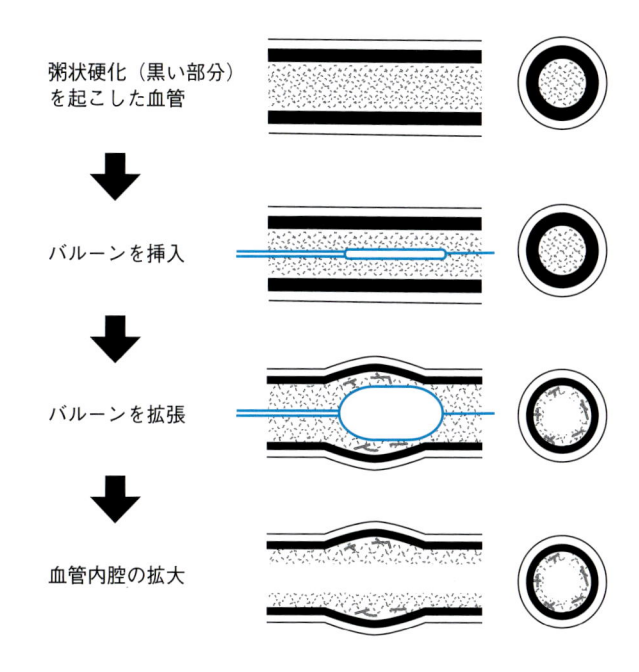

4.9 特殊な器材を用いるカテーテル治療

粥状硬化（黒い部分）を起こした血管

バルーンを挿入

バルーンを拡張

血管内腔の拡大

図68　経皮的冠動脈形成術；PTCA

**Box 7
心臓カテーテル法がかち得たノーベル賞**

血管の中にカテーテルを挿入する手技は，第2章や本章で述べたように，生体情報の計測やカテーテル治療の手段として広く普及している．この手法が確立される契機となったのは，ドイツの若い外科医が自分の体を実験台にして行った大胆な実験であった．

1929年に医師になったばかりのフォルスマン（W. Forssman）はベルリン近郊のエーベルバルデという故郷の町の病院で外科医師としての修業を積んでいた．彼は，心臓障害の治療には，胸壁から心臓をねらって注射する心臓穿刺よりも，薬物を心臓内に直接に注入する方がより確実な治療法になるとの信念を抱くに至り，腕の静脈から管を挿入して右心房に到達させることができることを証明しようとした．そこで彼は，手近にあった尿管カテーテルを自分自身の腕の静脈に挿入して，65 cm も押し込んでいった．カテーテルの先端が右心房に達したことを証明するために，フォルスマンはカテーテルを挿入したまま，とことこと階段を降りてX線検査室に行き，自分の胸のX線写真（図69）を撮影した．そこには確かに，カテーテルが右心房に到達していることが映されていた．彼は，この実験を少なくとも6回繰り返し，その結果を2ページ余りの短い論文にして，同年に発表した．フォルスマンのこの論文はしかし，当時のヨーロッパの医学界からは冷ややかに扱われて10年以上も無視され，彼自身も病院を解雇される悲哀を味わった．しかし1940年代になって，アメリカのクールナン（A. F. Cournand）とリチャーズ（D. W. Richards）らがこの論文を評価して研究を重ね，心臓カテーテル法を確立して普及させた．この3人の業績に対して1956年のノーベル医学・生理学賞が授与された．若い学徒の熱意が医学の歴史を変えた"人体実験"であった．

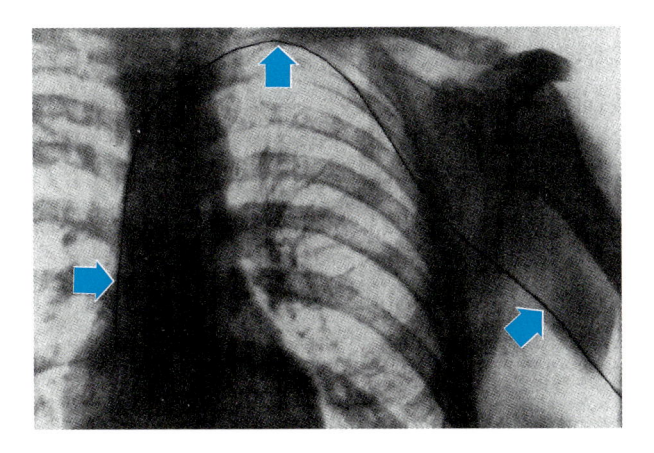

4.9 特殊な器材を用いるカテーテル治療

W. Forssman、1929

図69 世界で最初の心臓カテーテル法のX線写真
矢印はカテーテル，左端の矢は右心房に達している．

❖ さらに学習するための参考書 ❖

1) 辻 隆之：治療工学と人工臓器　In; 日本機会学会（編）；生体機械工学，丸善，1997，pp. 174-269
2) 田村俊世，山越憲一，村上 肇：医用機器 I，コロナ社，2006
3) 山形 仁（編著）：医用機器 II，コロナ社，2006
4) 日本電子工業会編：改訂 ME 機器ハンドブック 第2版，コロナ社，1996
5) 篠原英記，鶴見隆正：物理療法　理学療法 MOOK 5，三輪書店，2000

第5章

臓器機能を代行する工学
―人工臓器―

- 5.1 人工臓器の進歩・発展
- 5.2 人工臓器の意義と開発の流れ
- 5.3 人工臓器の開発を支えるキーテクノロジー
- 5.4 循環器系の人工臓器
- 5.5 呼吸系の人工臓器
- 5.6 泌尿・代謝系の人工臓器
- 5.7 運動器系の人工臓器
- 5.8 感覚器系の人工臓器

第 5 章　臓器機能を代行する工学　—人工臓器—

　前章で述べた治療機器は，組織を切開する，あるいは腫瘍を切除するなどの目的で，手術あるいは治療用の機器として一時的に用いられるものであった．これに対し，荒廃した人体の臓器の機能を人工的な手段によって比較的長期間にわたって代行しようとするものが**人工臓器**（artificial organ あるいは artificial internal organ）である．例えば，腎臓の機能が著しく損なわれたときに，血液透析という物理化学的な原理によって腎機能を代行する**人工腎臓**や，心臓の刺激伝導系の機能を代行する**心臓ペースメーカー**，可動性を失った関節を人工的に置換する**人工関節**などは，完成度の高い人工臓器として，現在の医療には不可欠の治療手段となっている[1〜4]．

5.1　人工臓器の進歩・発展

　これまでに臨床応用の段階に達しているか，あるいはヒトへの応用を目的として研究されてきた人工臓器は，図 70 に示すように，ほとんどすべての人体の臓器・器官に及んでいる．これらの人工臓器の臨床応用が試みられるきっかけとなったのは，コルフ（W. J. Kolff）によって 1943 年に行われた，人工腎臓の臨床応用であった（Box 8（図 71c）参照）．

　その後，表 16 に示すように，様々な人工臓器の臨床応用が相次いで試みられてきた．この中でも特に，1950 年代に多くの人工臓器の臨床応用が成功していることの背景には，この時代に新たに誕生した高分子化学や電子工学などの科学技術の急速な進歩を挙げることができる．このように，20 世紀の科学技術の成果の一つである人工臓器は，それぞれの時代の最先端の科学技術に支えられて進歩してきたものであり，現在の高度に進歩した最先端技術を利用して人工臓器を改良したり，新しい人工臓器を開発することが期待されている．

　以上のように，前世紀の半ばから半世紀以上にわたる技術の進歩と改良によって，人工臓器は重い臓器機能の障害に悩む多くの患者の救命や延命に貢献してきた．例えば，表 17 に示すように，わが国で人工臓器による治療を受

5.1 人工臓器の進歩・発展

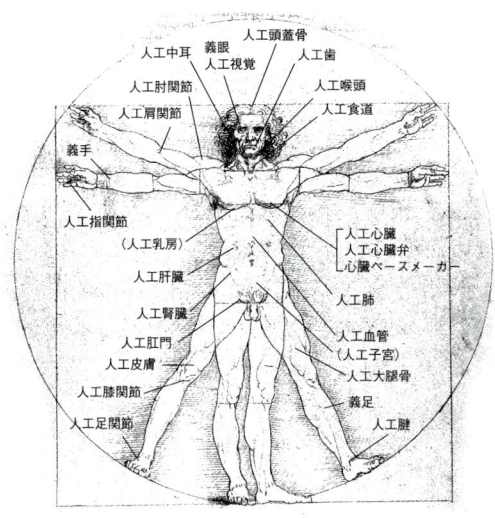

図70 これまでに開発されてきた人工臓器
背景：レオナルド・ダ・ヴィンチの「人体の調和の研究」（1487年）

表16 人工臓器の最初の臨床応用

人工臓器	年度	研究者
人　工　骨	1958	H. H. Bohlman ら
人　工　腎　臓	1943	W. J. Kolff ら
人　工　気　管	1969	O. T. Claqett ら
人　工　尿　道	1940	R. R. De Nicola ら
人　工　血　管	1943	J. H. Grindlay ら
人　工　食　道	1948	I. D. Baronofsky ら
心臓ペースメーカー	1950	P. M. Zoll ら
人　工　心　臓　弁	1951	C. A. Hufnagel ら
人　工　心　肺	1951	J. H. Gibbon ら
人　工　関　節	1952	B. Walldius ら，橋倉一裕 ら
人　工　肝　臓	1952	D. C. Shechter ら，堀 原一 ら
人　工　卵　管	1953	林　基之 ら
人　工　心　臓	1954	D. Cooley ら
人　工　膵　臓	1974	A. M. Albisser ら 七里元亮 ら
人　工　血　液	1978	H. Makowski ら，光野孝雄 ら

渥美和彦，1982　一部改変

けてきた患者の数は極めて多い．特に，多くの種類の人工臓器の中で最も普及している人工腎臓についてみると，わが国における血液透析患者数は，1996年には約12万人であったが，10年後の2006年には約25万人と2倍以上に増加しており，この数は今後も年間約2万人程度の割合で増加していくと予測されている．人工腎臓以外の人工臓器についても，そのほとんどのものが年々使用数が増加している．なお，わが国で使用されている人工臓器の数の詳細な統計については，日本人工臓器学会（http://www.jsao.org/）のレジストリー委員会が定期的に調査を行い，その結果を公表している．

一方，医療費との関わりでみると，2000年度における世界中の人工臓器の医療費の総計は，約37兆9千万円，そのうち臓器移植は1兆7千億円と推算されている．世界の全医療費の総計は550兆円と考えられているので，全医療費の実に約7%に相当する額が人工臓器関連の医療費となっている．このことからも人工臓器が治療医学の中でいかに大きな位置を占めているかがわかる[3),5)]．

5.2 人工臓器の意義と開発の流れ

人体の臓器・組織の機能が障害を受けたとき，その治療のためにまず行われるのは，病気になっている臓器の機能を温存しながら薬物の投与や安静を保つことによって自然治癒を期待する，**保存的治療**あるいは**保存療法**（palliative medicine）である．このような治療で病状の改善がみられないときに，荒廃した臓器を手術で摘出して他の臓器で置き換えるのは，**置換外科的**（replacement surgery）**治療**といわれ，このうち，臓器を人工物で置換するのが**人工臓器**，脳死患者あるいは臓器の提供者（donor；ドナー）の臓器で置換するのが**臓器移植**（organ transplantation）による治療である．このように，人工臓器と臓器移植は大きく性格が異なるので，それぞれに利点と欠点があり，その優劣は一概には論じられない[1),2)]．しかし，臓器移植では，ドナーの数あるいは提供される臓器（graft；グラフト）が圧倒的に少ないという深刻

5.2 人工臓器の意義と開発の流れ

**Box 8
エイベルと
コルフの人工腎臓**

腎臓の機能が極度に低下すると血液中に尿素, 尿酸, クレアチニンなどの含窒老廃物が増える. この状態を放置すると尿毒症となり, 数日以内に死に至る. このような有害物質を除去するには, 透析という物理化学的な原理を用いることができる (図71a). この原理を使ってはじめて人工腎臓を考案したのが, アメリカのエイベル (J. J. Abel) である. 彼は, 1912年の11月10日に図71bのようにコロジオンというニトロセルロース製の膜でチューブを作ってその中に血液を流し, 外側には透析液を入れて血液を浄化させる装置を作って動物実験を行った. この実験によって, ウサギに注射したサリチル酸が除去できることが示された.

この人工腎臓をはじめてヒトに応用して患者の救命に成功したのがオランダのコルフである. 彼の作った人工腎臓は図71cに示すように, セルロースのチューブをドラムに巻きつけて透析液の桶の中に浸し, ドラムを回転させるという構造のものである. コルフは1943年3月から翌年の7月まで15人の患者にこの装置を使ったがだれ一人救命することができず, 試行錯誤の末に1945年9月11日に高齢の女性の救命に世界ではじめて成功した. これが現在最も完成された人工臓器としての人工腎臓の臨床応用の幕開けとなった出来事である.

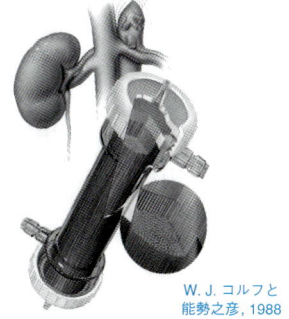

a 腎臓とホローファイバー型人工腎臓
W. J. コルフと能勢之彦, 1988

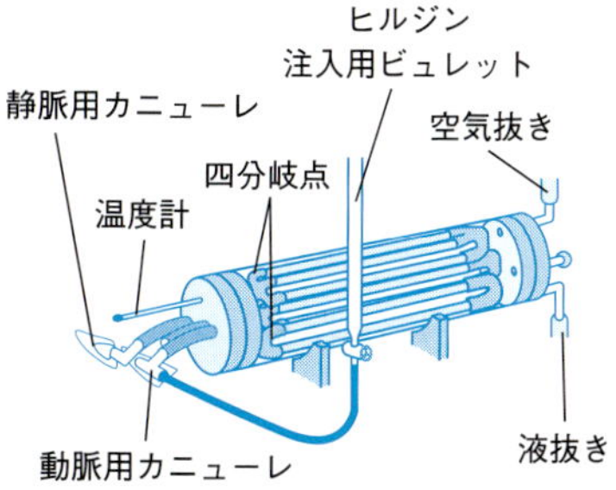

b エイベルの人工腎臓

c コルフの回転ドラム型人工腎臓
W. J. Kolff, 1965

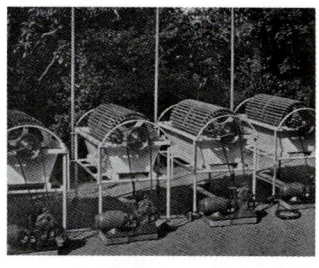

図71 人工腎臓の歩み

な障壁があるが，人工臓器にはこのような制約は存在しない．また，人工臓器の性能が十分であれば，臓器移植を待つまでの"つなぎ"として「**移植への橋渡し**（bridge-to-transplant あるいは bridge-use）」として利用することも可能となる．このように，人工臓器と臓器移植は，相補って置換外科の両輪として発展してきたものであり，治療医学におけるその位置づけは今後も変わらないであろう．

後に述べるように，個々の人工臓器は現在に至るまでに様々な形式のものが試みられてきた．しかし大きく分けると，表 18 に示すように，3 つのカテゴリーに分かれて発展を遂げてきたと考えられる．すなわち，①人工的に作られた材料から作られた**純人工的人工臓器**（purely artificial organ），② 1970 年代前後から開発が試みられてきた**ハイブリッド型人工臓器**（hybrid-type artificial organ），③ 1990 年代以降に研究が急速に進歩して，再生医療という新しい治療医学を切り開くものとして期待されている**再生医工学的人工臓器**（tissue-engineered artificial organ）である．

ここでハイブリッド型というのは，純人工的人工臓器だけでは，生体の複雑な機能を完全には代行できず，様々な合併症が引き起こされることから，人工的な材料と生体由来の材料の"**雑種＝ハイブリッド**（hybrid）"，すなわち「半人工的―半生物学的人工臓器」によって臓器機能を代行させようとするアプローチを指している．同じ意味で，単に**バイオ人工臓器**（bio-artificial organ）と呼ばれることもある．具体例としては，後にみるように，血管の内皮細胞で合成高分子の管の内面を被覆した人工血管，動物の心臓の弁を薬品で処理して人工的な材料からなる弁座に固定した生体弁などがある．また，再生医工学的人工臓器は，培養細胞系を利用して臓器を再生させることを目標としており，第 6 章で詳しく述べる．

5.3　人工臓器の開発を支えるキーテクノロジー

人工臓器による治療は，生命を維持する根幹に関わる医療であるので，医

表17　主な人工臓器の臨床応用の概数（日本）

	1987年（人）	1996年（人）
心臓ペースメーカー	8,000	20,000
人工血管	500	15,000
人工心臓弁	1,000	10,000
人工肺	20,000	34,000（膜型のみ）
人工心臓（補助心臓）	30	30
人工腎臓（慢性透析）	70,000	120,000
人工骨・関節	700	62,000

表18　人工臓器の開発の流れ

年代	人工臓器の流れ	臨床応用などの代表的事例
1940年	純人工的人工臓器 （purely artificial organs）	人工腎臓（1943, W. J. Kolff）
1950年		人工血管（1951, J. H. Grindlayら） 心臓ペースメーカー（1952, P. M. Zollら） 人工心臓弁（1953, C. A. Hufnagelら） ハイブリッド人工肝臓（1958, 堀 原一）
1960年 1970年	ハイブリット型人工臓器 （hybrid organs or 　bio-artificial organs）	生体弁
1980年 1990年	再生医工学的人工臓器 （tissue-engineered organs）	Tissue Engineering論文 （1993, R. Langer and J. P. Vacanti） 再生医工学的人工皮膚
2000年		再生医療ベンチャー等の設立

学的,工学的な問題だけでなく,生命倫理,哲学,宗教,医療経済などに関わる多くの社会的な側面を含んでいる.また技術的な問題に限っても,その基礎には,高分子化学,機械工学,化学工学,エレクトロニクスなどに跨がる非常に多くの基礎科学と技術が深く関わっている.

以下では,多くの人工臓器に共通する工学的な問題を概観した後に,個々の人工臓器の現状に簡単にふれる.

5.3.1 バイオマテリアル

血管が閉塞したときにこれを人工的に置き換えるためにまず考えられるのは,合成高分子材料で人工の血管を作ることである.実際に,人工血管の開発の初期には,血管の素材としてナイロンなどの合成高分子材料が用いられた.このように,多くの人工臓器では,各種の**合成高分子材料**(synthetic polymer)が広く使われている.一方,人工の骨や関節のように力学的に十分な強度が要求される場合には,**金属材料**(metallic material)や**無機材料**(inorganic material)も必要になる.このように人工臓器の材料として用いるために開発されてきた材料を総称して**バイオマテリアル**(biomaterial)あるいは**医用生体材料**という[6].

各種の人工臓器の材料として広く用いられてきた合成高分子材料を表19に示す.この表からも明らかなように,非常に多くの種類の合成高分子材料がこれまでに人工臓器の材料として用いられている.これらの材料の中では,既存のものを医用目的に利用して,比較的に生体に馴染みやすいことがわかって普及しているもののほかに,特に医用目的のために開発されてきたものが多い.しかし,1960年代以降にバイオマテリアルの研究が精力的に行われてきたにも拘らず,様々な医療用途に利用するために理想的な特性を有するオールマイティーな単一の材料は未だ得られていない.このことはバイオマテリアル開発の困難さを示すものであり,現在でもなお多くの高分子材料の研究開発が続けられている.

人工臓器用材料として用いられる金属材料としては,**ステンレス鋼**,**コバル**

表19 人工臓器と再生医工学で用いられる合成高分子の例

合成高分子	代表的応用例
ポリメチルシロキサン（polydimethylsiloxane; PDMS），シリコーン・エラストマー（silicone elastomers）	補綴材（乳房，ペニス，睾丸），カテーテル，薬物送達システム；DDS，人工心臓弁，水頭症用シャント，膜型人工肺
ポリウレタン・エラストマー（polyurethanes elastomer; PEUsあるいはPUE）	人工心臓，補助循環装置，カテーテル，心臓ペースメーカー用リード線
ポリテトラフルオロエチレン（polytetrafluoroethylene; PTFE）	人工心臓弁，人工血管，顔面補綴材，水頭症用シャント，膜型人工肺，カテーテル，縫合糸
ポリエチレン（polyethylene; PE）	人工股関節，カテーテル
ポリスルフォン（polysulfone; PSu）	人工心臓弁，補綴材（ペニス）
ポリメチルメタクリレート（polymethylmethacrylate; PMMA）	骨損傷固定，眼内レンズ，義歯
ポリヒドロキシエチールメタクリレート（polyhydroxyethlmethacrylate; pHEMA）	コンタクトレンズ，カテーテル
ポリアクリトニトリル（polyacrylonitrile; PAN）	血液透析用膜
ポリアミド（polyamides）	血液透析用膜，縫合糸
ポリプロピレン（polypropylene; PP）	血漿分離膜，縫合糸
ポリビニールクロライド（polyvinyl chloride; PVC）	血漿分離膜，保存血バッグ
ポリエチレンー酢酸ビニール共重合体（polyethlye-covinyl acetate）	薬物送達システム；DDS
ポリ酪酸（polyL-lactic acid；PLA），ポリグリコール酸（polyglycolic acid；PGA），ポリ酪酸ー乳酸共重合体（polylactic acid/glycolic acid；PLGA）	薬物送達システム；DDS，縫合糸
ポリスチレン（polystyrene; PS）	組織培養容器
ポリビニールピロリドン（polyvinyl pyrrolidone; PVP）	血液代替物

W. H. Saltzman, 2000

ト・クロム（Co-Cr）系合金，チタン（TiO$_2$）系合金，貴金属合金が主なものである（表20a）．このほかに高窒素鉱物，形状記憶・超弾性合金なども医用用途に用いられている．

　ステンレス鋼の中ではSUS 316Lという材料が比較的多く用いられている．ここで用いられている略号Lはlow carbon，すなわちCの含量が低いことを意味している．コバルト・クロム系合金の代表的なものは，バイタリウム（Vitallium®）という商品名で広く用いられている．これは，Crを約30%含み，Mo，Ni，Mn，SiとCoからなる鋳造用合金であり，ステンレス鋼よりも耐食性がよく，特に骨組織との馴染みがよいので，人工関節の骨頭部に用いられている．また，耐熱性の高い機械部品として開発された**Ti-6 Al-4 V**というチタン系合金は，生体に馴染みやすいことから，整形外科や歯科用デバイスに多く利用されるようになった．しかし耐摩耗性が少ないので，人工関節などに用いると"ゆるみ"が生じることが問題となっている．一般に金属材料は，十分な機械的強度と適度な加工性を有するので，主に骨などの硬い組織を代替，補綴するために生体内に埋植される．しかし体内のイオンで腐食されやすいので，十分な耐食性が保証されなければならない．

　金属材料は，生体の硬組織を代替する人工骨，人工関節，歯科補綴材料のほかに，特殊にはステント（第4章参照）や人工心臓弁の弁座などに用いられている（表20b）．今後の技術の進歩によって，合金の形状記憶特性を利用することや，金属材料をマイクロマシーンとして加工する技術がさらに進歩すれば，金属材料の生体内への埋植も容易となり，人工臓器用の材料としての用途はさらに広がっていくものと思われる．

　一方，無機材料としては，主として**セラミックス**（ceramics）材料が骨や歯の構成成分に近いので，骨欠損部の補填，人工骨と人工関節の摺動部，人工歯などに広範に用いられている．このように医療に用いられる無機材料はバイオセラミックスと呼ばれている．これらは，大別すると，**酸化物系**（Al$_2$O$_3$，ZrO$_2$），**リン酸カルシウム系**（hydroxylapatite；ヒドロキシアパタイト），**ガラスセラミックス系**（Biograss®，Cerravita®，A-W結晶化ガラスなど）から成

表20 主な医用金属材料とその用途

a おもな医用金属材料

ステンレス鋼	SUS 316Lなど
コバルトクロム合金	バイタリウム
チタンおよびチタン合金	Ti-6 Al-4V
貴金属合金	Pt, Au

b 医用金属材料の応用

硬組織埋植用	人工関節，骨折固定材（ボーンプレート，ボーンスクリュー）
軟組織埋植用	人工心臓のハウジング，手術用具
循環血液接触用	注射針，人工心臓弁の弁座，ステント，連続流型人工心臓
歯科用	歯冠（クラウン），ブリッジ，インレー，人工歯根

堀内 孝，村林 俊，2006

る（表21）．バイオセラミックスは，骨組織と化学的に結合する生体活性型と結合しない生体不活性型に分類される．

医療用に用いられる無機材料の中で特殊なものは，カーボン（graphite；グラファイト；C）である．グラファイトは表面が滑らかなところから，古く1960年代から血液と接触する管状物の表面をコーティングするために用いられており，GBH（graphite benzalkonium heparin）化カーボンと呼ばれている．また，熱分解カーボン（low temperature pyrolytic carbon; LTP, 商品名Pyrolite®）は，炭化水素を高温で熱分解したもので，耐摩耗性に優れ，機械的強度もあるところから，人工心臓弁の弁体として現在も広く用いられている（図86b 参照；後出）．

5.3.2　バイオマテリアルの物理化学的特性

生体の臓器あるいは組織は，血管のように柔らかいもの（軟組織）から歯のように非常に硬いもの（硬組織）まで力学的な性質も様々である．生体組織とバイオマテリアルのこのような特性を弾性係数（elastic modulus）(フック[R. Hooke]の法則で定義される物質の変形のしにくさの指標：応力とひずみの比)で比較したものを図72に示す．生体組織とバイオマテリアルのいずれもが弾性係数において10桁以上の差があることがわかる．人工臓器を体内に植込む際には，どこかで必ず生体組織と接するので，このような力学的な特性が生体組織のそれと適合することが求められる．力学的特性が適合しないと材料は生体とは馴染まず，生体は人工物を排除しようとする．例えば，人工血管や人工食道が生体組織と力学的にマッチしなければ，周囲組織には適合できないことは容易に理解できる．

材料の物理化学的な特性としては，このほかに**親水性**，**多孔性**，**電気化学的ポテンシャル**などが重要な因子として挙げられる．

生体の構成成分の90％は水であるが，広く用いられているバイオマテリアルでは，その親水性に大きな開きがある．興味深いことに，**親水性**の（hydrophilic）**材料**も**疎水性**の（hydrophobic）**材料**のいずれもが生体に比較的

表21 バイオマテリアルとしてのセラミックスの分類

生体との反応性	種 類	材 料 の 成 分
生体不活性 (bioinert)	酸化物	アルミナ (Al_2O_3)
		ジルコニア (ZrO_2)
		カルシウムアルミネート ($CaO-Al_2O_3$系)
		アルミノシリケート ($Na_2O-Al_2O_3-SiO_2$系)
	非酸化物	カーボン (非晶, 熱分解, グラファイト, ダイヤモンド)
		窒化ケイ素 (Si_3N_4)
		炭化ケイ素 (SiC)
生体活性 (bioactive)	生体ガラス	Bioglass® ($SiO_2-Na_2O-CaO-P_2O_5$系)
		CPSAガラス繊維複合体 ($CaO-P_2O_5-SiO_2-Al_2O_3$系)
	結晶化ガラス	Ceravital® ($SiO_2CaO-Na_2O-P_2O_5-K_2O-MgO$系)
		雲母系結晶化ガラス ($SiO_2-B_2O_3-Al_2O_3-MgO-K_2O-F$系)
		A-W結晶化ガラス ($SiO_2-CaO-MgO-P_2O_5$)
		β-$CaO_3(PO_4)_2$系結晶化ガラス ($CaO-P_2O_5$系)
		ヒドロキシアパタイト ($Ca_{10}(PO_4)_6(OH)_2$)
生体分解性 (biodegradable)	リン酸カルシウム	リン酸三カルシウム (TCP) ($Ca_3(PO_4)_2$)
	リン酸カルシウム	リン酸四カルシウム (4CP) ($Ca_4O(PO_4)_2$)
	炭酸カルシウム	サンゴ ($CaCO_3$)
	カルシウムアルミネート	可溶性カルシウムアルミネート ($CaO-Al_2O_3$系)

筏 義人, 1994

馴染みやすい合成高分子材料として用いられていることである．すなわち，親水性の指標として接触角や材料の表面自由エネルギーと細胞の相互作用を調べると，図73に示すように，接触角の両極端で細胞との反応性が少ないという特異な関係が存在することが明らかにされている．

5.3.3　バイオマテリアルの生体適合性

　バイオマテリアルを人工臓器用の材料として用いるときにまず問題となるのが，その生体反応である．生体にとってバイオマテリアルは完全な異物であるから，血液を凝固させたり，免疫的に排除されたり，発癌性などの組織反応が問題となってくる．これらの反応を最小限に抑えて生体に適合するような性質，すなわち**生体適合性**（biocompatibility）がバイオマテリアルに求められる最も重要な特性となる．図74には，体内に植込まれたり，血液などの生体構成成分と接触する合成高分子材料，金属材料，無機材料に求められる生体適合性とそれに影響する因子を示す．

　材料の化学的特性としては，その材料がどのような化学的組成を有するかのほかに，すでに述べたような物理化学的特性が影響する．また，生体に対する反応としては，生体内に埋植後の早期に起こる**血液に対する反応**，ある程度時間が経過してから生じる免疫反応，炎症反応などの**組織反応**があり，これらの生体反応が少ない材料が求められる．これらの生体反応のうちで特に重要な特性が次に述べる血液に対する反応である．

5.3.4　短期の生体反応としての血栓形成

　前節で述べた生体反応のうちで最初に起こる反応が材料と血液との反応であり，特に**血栓形成**（thrombus formation）の反応である．初期に開発研究が活発に行われた人工臓器では，血液循環系の疾病の治療に用いられるものが多かったことから，これらの人工臓器では，バイオマテリアルの表面に血液が凝固して血栓ができる反応が大きな障壁になった．そこで血栓を形成させないような性質，すなわち**抗血栓性**（anti-thrombogenic）**材料**の開発が特に大き

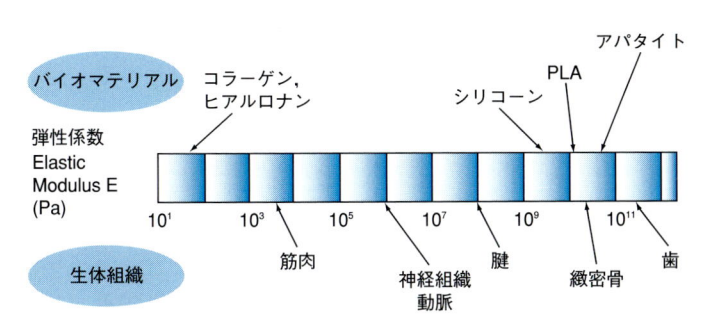

5.3 人工臓器の開発を支えるキーテクノロジー **127**

バイオマテリアル： コラーゲン，ヒアルロナン／シリコーン／PLA／アパタイト

弾性係数 Elastic Modulus E (Pa)： 10^1 — 10^3 — 10^5 — 10^7 — 10^9 — 10^{11}

生体組織： 筋肉／神経組織，動脈／腱／緻密骨／歯

Hookeの法則：（応力）＝ E （ひずみ）

図72 バイオマテリアルと生体組織の力学的特性

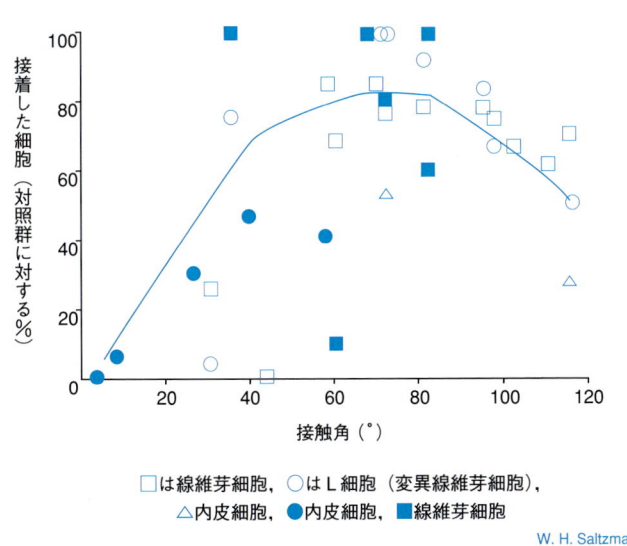

図73 細胞とバイオマテリアルの相互作用

□は線維芽細胞，○はL細胞（変異線維芽細胞），
△内皮細胞，●内皮細胞，■線維芽細胞

W. H. Saltzman, 2000

な課題となった．

　血液が凝固するという性質は，本来は，血管が傷ついたときに出血を最小限度に止めるために備わっている生体の防御機構の一つである．ところが生体にとっての異物であるバイオマテリアルと血液とが接触すると，この血液凝固反応が急速にかつ連鎖的に進行する（図75a）．この一連の反応の引き金となるのは，血小板（platelet）が材料の表面に接触する現象である．このとき凝固因子XIIが放出され，それがXI因子の活性化を触媒するというように，一連の血液凝固反応が滝状（カスケード）に一気に進行し，生じたプロトロンビン活性化因子がプロトロンビンからトロンビンを生じる反応を触媒する．トロンビンはさらにフィブリノーゲンからフィブリンを生じる反応を促進させる．このフィブリンは白い凝集塊を作り，この状態は**白色血栓**と呼ばれる．さらに時間が経過すると，白色血栓に赤血球がからめ込まれた**赤色血栓**の状態となる．この一連の反応は，通常のバイオマテリアルの表面では，数分以内の時間経過で起こる．このような動的な現象は，血液が流れている状態で生じるので，血栓の形成には血液の流れの状態が関与していることもわかる．1800年代に活躍したドイツの病理学者ウィルヒョウ（R. Virchow）は，血管内に血栓が生じる病態には，**血液の因子**，**血管壁の因子**と**血流の因子**が関与すると指摘し，"**ウィルヒョウのtriad（3因子）説**"として知られているが，この古典的な概念は，バイオマテリアルの表面での血栓形成機構にも当てはまる（図75b）．

　人工心臓弁の表面にできた血栓の様子を図76に示す．この例では，血栓は弁の動きを妨げるほど大きな塊となっている．これほどまでに大きな血栓でなくても，血栓の一部が剥離（はくり）して脳や心筋などに詰まると，その部位から先には血流が供給されず，致命的な障害の原因となる．このような状態は**血栓塞栓症**（そくせん）（thrombo-embolism）と呼ばれ，心臓や脳などの重要な臓器でこのような現象が起こると，患者は心筋梗塞（こうそく）や脳梗塞などの致命的な合併症を起こす．

　血液と直接に接触する人工心臓，人工心臓弁では，血液中の赤血球が材料に衝突したり，血流によって擦られるような力；"**ずり応力**（shear stress）"（粘度×速度勾配）が作用することによって赤血球の膜が物理的に破壊され，中に

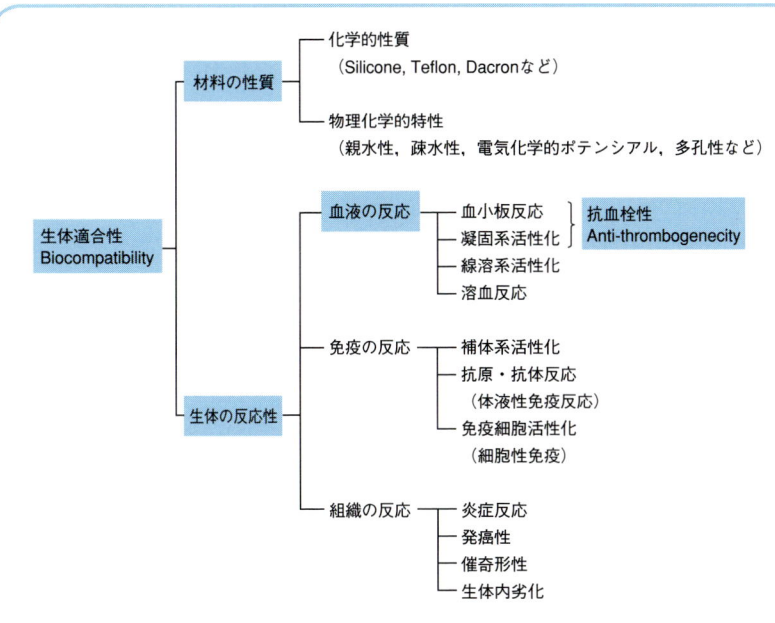

5.3 人工臓器の開発を支えるキーテクノロジー

```
生体適合性          ┌─ 材料の性質 ─┬─ 化学的性質
Biocompatibility│              │   (Silicone, Teflon, Dacronなど)
                │              └─ 物理化学的特性
                │                 (親水性, 疎水性, 電気化学的ポテンシアル, 多孔性など)
                │
                └─ 生体の反応性─┬─ 血液の反応 ─┬─ 血小板反応    ┐抗血栓性
                                │              ├─ 凝固系活性化  │Anti-thrombogenecity
                                │              ├─ 線溶系活性化
                                │              └─ 溶血反応
                                │
                                ├─ 免疫の反応 ─┬─ 補体系活性化
                                │              ├─ 抗原・抗体反応
                                │              │  (体液性免疫反応)
                                │              └─ 免疫細胞活性化
                                │                 (細胞性免疫)
                                │
                                └─ 組織の反応 ─┬─ 炎症反応
                                               ├─ 発癌性
                                               ├─ 催奇形性
                                               └─ 生体内劣化
```

図74 バイオマテリアルの生体適合性に影響する因子

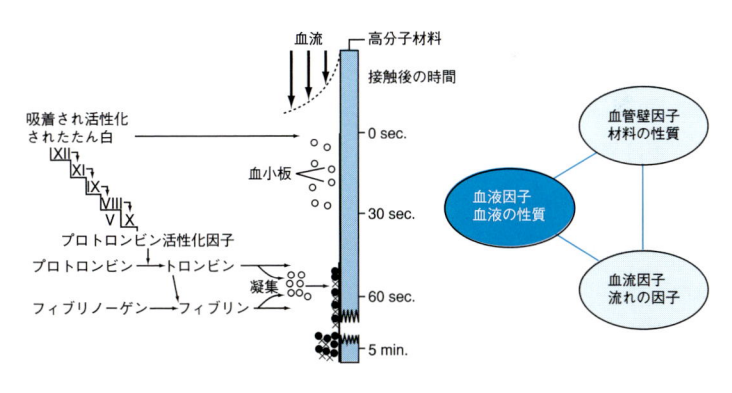

a 血栓形成のメカニズム

b 血栓症の成因に関するウィルヒョウの三大因子説

図75 バイオマテリアル表面における血栓形成のメカニズム

含まれていたヘモグロビン溶液が溶け出す，いわゆる**溶血**（hemolysis）が起こる．溶血が過度になると，老廃赤血球を処理する細網内皮系や腎臓に大きな負担となり，急性の腎不全などの原因となる．溶血が長期に継続すると患者は貧血になるなどの障害が起こる．

5.3.5　長期の生体反応としての組織反応

　血栓が形成された血管の内腔が部分的に閉塞しているような状態が続くと，血栓を溶かすように作用するいわゆる**線溶系**（fibrolysis）が活性化され，生じた血栓をできるだけ取り除こうとする反応が起こる．さらに長期にこのような状態が続くと，血栓の表面を血管内皮細胞で覆って，血管を修復しようとする**内皮化**（endothelialization）**反応**が起こる．このようにして**偽内膜**あるいは**仮性内膜**（pseudointima）が生じると，凝固系と線溶系のバランスの安定状態に達し，血栓の形成は抑制される．さらに時間が経過すると内膜が肥厚（**内膜肥厚**）していく．特に人工血管と自己血管の接合部などでは，肥厚した内膜によって**肉芽**（pannus）が形成され，円滑な血流を妨げる．人工血管の内面に生じた血栓と内皮化，肉芽形成の様子を図77に示す．

　これまでに述べた反応は主に血管内でまず起こる生体反応である．一方，血管外の組織内に材料が長期に埋植されると一連の組織反応が起こる．バイオマテリアルは異物として認識されるので，**免疫系の活性化**が起こり，生体から排除されるような作用を受ける．すなわち，抗原・抗体反応によって補体系が活性化され，体液性の免疫反応，組織性の免疫反応が活発に起こる．例えば，血液透析によってC5aという補体が活性化され，白血球が減少したり，アレルギー反応が起こりやすくなることが知られている．より長期の組織反応としては，材料周辺に**炎症**が生じたり，周辺組織の**癌化**が起こる．材料から溶出した物質が原因となって，**奇形**が生じるなどの可能性がある．さらに生体内に豊富に存在するイオンや酵素によって，金属材料が腐蝕したり，急速に材料の**生体内劣化**が進行するなどの可能性が少なくない．このような点から，ヒトに応用できる人工臓器を製品化する際には，人工臓器に用いられる材料

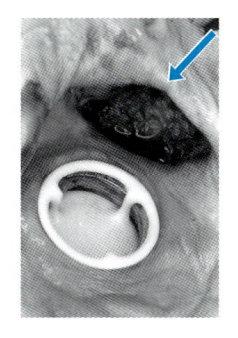

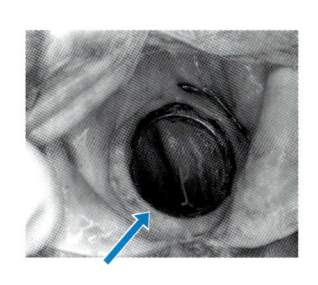

5.3 人工臓器の開発を支えるキーテクノロジー

a 左心房内の血栓（矢印）　　b 弁座に生じた血栓（矢印）

図76　人工心臓弁（SAM弁）の植込みで生じた血栓

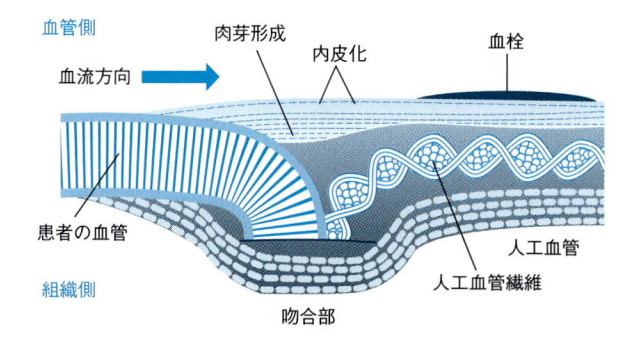

図77　人工血管における血栓形成と内皮化，肉芽形成

自体および溶出物に対して，化学的試験，生物学的試験を行うことが義務づけられている．（「医療用具の製造（輸入）承認申請に必要な生物学的試験のガイドライン」；http://dmd.nihs.go.jp/iso-tc194/）

5.3.6 血液適合性のバイオマテリアルの開発

これまでに述べたバイオマテリアルの生体適合性についての要件から，特に血液に対して適合性の高い材料を開発するには，図78に示すような，幾つかのアプローチがあり得ることが理解できる．すなわち，①血栓の形成をできる限り抑制できるような，血栓形成を抑制するタイプ（血栓形成抑制型），②形成した血栓を溶解するタイプ（血栓溶解型），および③意図的に偽内膜を形成させるタイプ（偽内膜形成型）である．

血栓形成抑制型では，多量の水分を含むヒドロゲルなどのように血栓形成の引き金となる血小板の材料への吸着を抑制する材料や，抗血液凝固薬であるヘパリン（heparin）を含む凝固因子を抑制する材料，プロスタグランディン（prostaglandin）などの血小板の活性を抑制する材料を固定化する方法が試みられている．血栓溶解型にはウロキナーゼ（urokinase）などを固定化する材料がある．また偽内膜形成型は，テフロン系の高分子である ePTFE（expanded polytetrafluoroethylene；延伸化ポリテトラフルオロエチレン，商品名 Gore-Tex）などがその代表例である．

血小板の活性化を抑制する材料の開発が試みられる中で，**ミクロドメイン**（microdomain）**構造**という，微視のレベルでの異相構造を持つ材料が血小板の活性化を抑制するという概念がわが国のバイオマテリアルの研究者たちによって提唱された．図79に示すように，モノマーAとBが鎖状につながるブロック共重合体では，モノマーAの含量が増えるにつれて，モノマーを球状に内包する高分子から，円柱状，ラメラ状に含む材料まで，構造の異なる異相性の高分子が得られ，ミクロドメイン構造が構成されることになる．モノマーAとBのグラフト共重合体でもAを主鎖としてこれにBが分岐して連がる異相性の重合体が得られる．ミクロドメインはまた親水性と疎水性のモノ

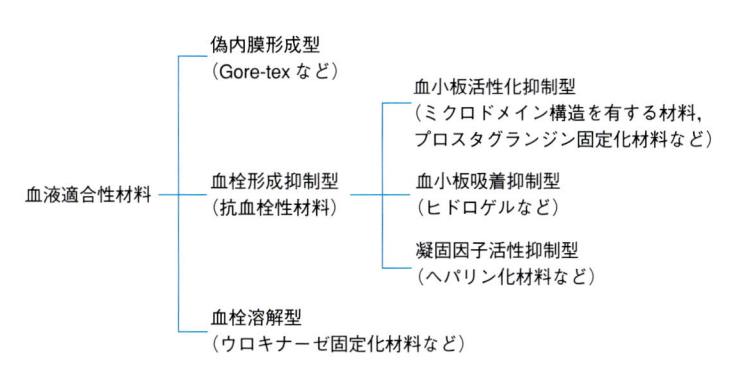

5.3 人工臓器の開発を支えるキーテクノロジー

血液適合性材料
- 偽内膜形成型（Gore-tex など）
- 血栓形成抑制型（抗血栓性材料）
  - 血小板活性化抑制型（ミクロドメイン構造を有する材料，プロスタグランジン固定化材料など）
  - 血小板吸着抑制型（ヒドロゲルなど）
  - 凝固因子活性抑制型（ヘパリン化材料など）
- 血栓溶解型（ウロキナーゼ固定化材料など）

片岡一則，1985　改変

図78　血液適合性材料開発のアプローチ

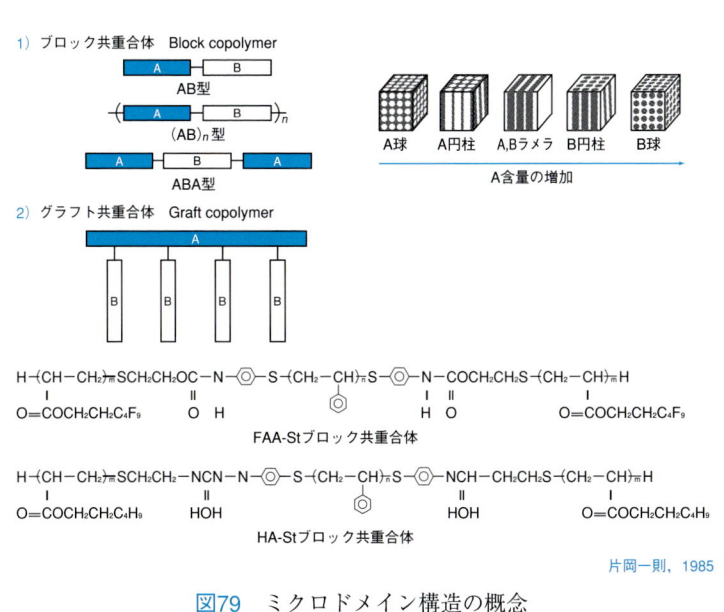

1) ブロック共重合体　Block copolymer
　AB型
　(AB)$_n$型
　ABA型

2) グラフト共重合体　Graft copolymer

A含量の増加：A球　A円柱　A,Bラメラ　B円柱　B球

$$H\text{-}(CH\text{-}CH_2)_n\text{-}SCH_2CH_2OC\text{-}N\text{-}\bigcirc\text{-}S\text{-}(CH_2\text{-}CH_2)_n\text{-}S\text{-}\bigcirc\text{-}N\text{-}COCH_2CH_2S\text{-}(CH_2\text{-}CH)_n\text{-}H$$
　　O=COCH$_2$CH$_2$C$_4$F$_9$　　O　H　　　　　　　　　　H　O　　　　　O=COCH$_2$CH$_2$C$_4$F$_9$

FAA-Stブロック共重合体

$$H\text{-}(CH\text{-}CH_2)_n\text{-}SCH_2CH_2\text{-}NCN\text{-}NA\text{-}S\text{-}(CH_2\text{-}CH_2)_n\text{-}S\text{-}\bigcirc\text{-}NCH\text{-}CH_2CH_2S\text{-}(CH_2\text{-}CH)_n\text{-}H$$
　　O=COCH$_2$CH$_2$C$_4$H$_9$　　HOH　　　　　　　　　　HOH　　　　　O=COCH$_2$CH$_2$C$_4$H$_9$

HA-Stブロック共重合体

片岡一則，1985

図79　ミクロドメイン構造の概念

マーからも重合させることができる．人工心臓の材料として用いられるセグメント化ポリウレタン（segmented polyurethane）では，図80に示すように，親水性のポリエチレンオキサイド（polyethylene oxide; PEO）と疎水性のポリテトラメチレングリコール；polytetramethylene glycol; PTMG）がそれぞれ柔らかいセグメントと硬いセグメントを形成し，これらがミクロドメイン構造となって血小板の活性化を抑制し，生体適合性のある材料を提供すると考えられている．

バイオマテリアルを生体内に移植したときに，一定期間後に材料が体内で分解される性質は**生分解性**（bio-degradable）と呼ばれ，人工臓器材料に求められる重要な特性であるが，その概要は次章で述べる．

5.3.7　バイオリアクターとしての人工臓器

人工臓器の中には，人工腎臓，人工肺，人工肝臓，人工膵臓などのように，血液中に含まれる物質やガスの移動あるいは代謝反応を主要な機能とするものが多くある．このような人工臓器は，**物質移動型人工臓器**と総称することができる．

これらの人工臓器では，物質移動（mass transfer）の機構や装置の型式に類似する点が多く，その機能を理解するためには，人工臓器を化学装置として捉え，その中での物質移動の基礎を理解する必要がある[7]．

物質移動という現象を最も特徴的に示すものが人工腎臓の中でも最も広く用いられている**血液透析**（hemodialysis）法である．透析という現象は，図81に示すように，膜を隔てて溶質（solute）の濃度の異なる2つの液相が接触していると，その溶質の濃度差に比例して溶質が拡散するので，その拡散速度の差によって物質を分離できるという物理化学的な原理を基礎としている．血液透析では，尿素，尿酸，クレアチニンなどの窒素を含む代謝老廃物を血液中から取り除く必要があり，そのために透析の原理が用いられる．これらの溶質を血液相から除去するためには，透析液中の溶質の濃度が十分に低く，なおかつ血液，透析膜，透析液のそれぞれの相の内部に，図81に示すような溶質（例えば尿素）の濃度の勾配が存在する必要がある．**溶質の透過**に対する

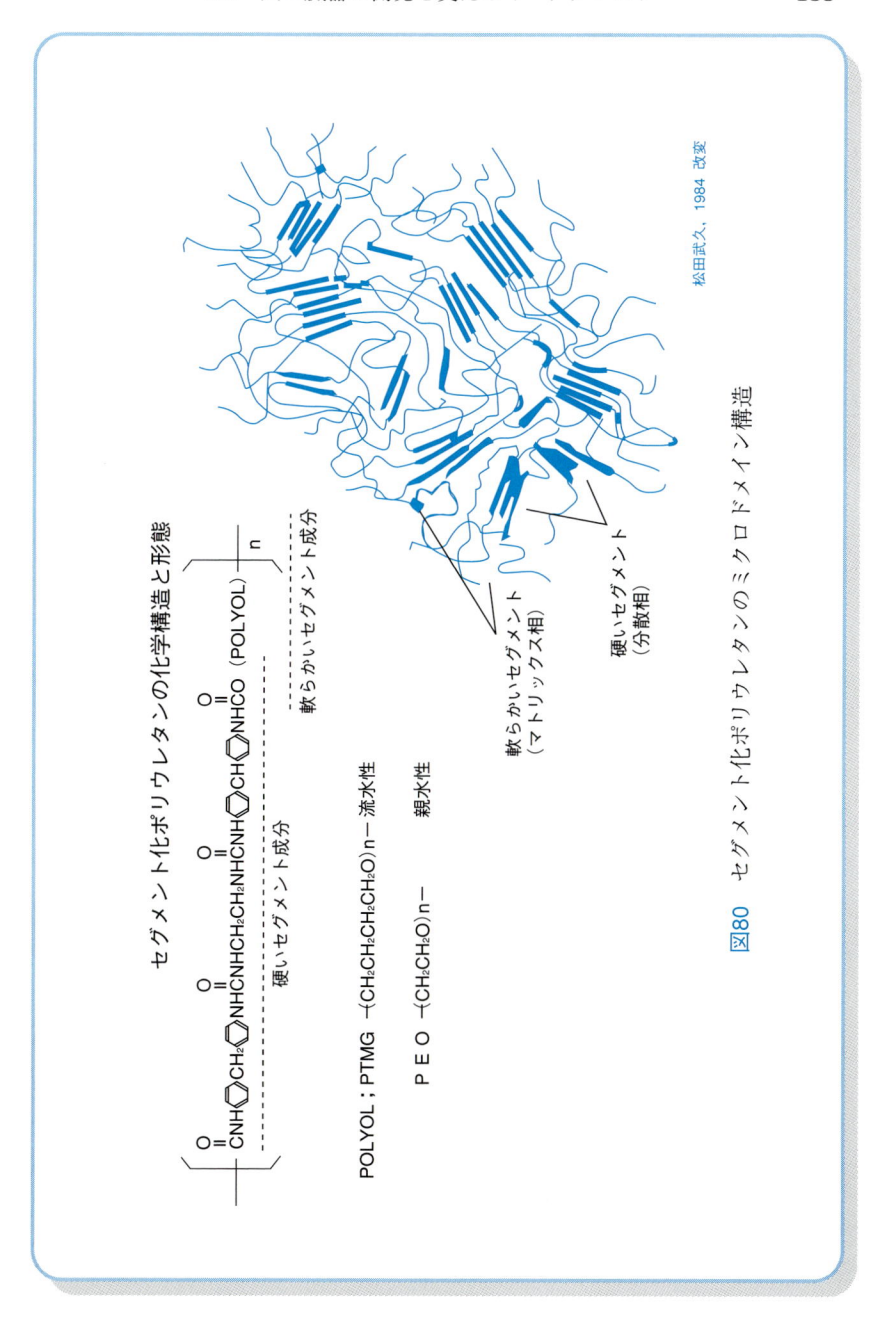

5.3 人工臓器の開発を支えるキーテクノロジー

セグメント化ポリウレタンの化学構造と形態

$$-\left[CNH-\bigcirc-CH_2-\bigcirc-NHCNHCH_2CH_2NHCNH-\bigcirc-CH_2-\bigcirc-NHCO-(POLYOL)\right]_n$$

硬いセグメント成分 ─────── 軟らかいセグメント成分

POLYOL ; PTMG －(CH₂CH₂CH₂CH₂O)n－ 疎水性
　　　　　PEO －(CH₂CH₂O)n－ 親水性

軟らかいセグメント（マトリックス相）

硬いセグメント（分散相）

図80 セグメント化ポリウレタンのミクロドメイン構造

松田武久, 1984 改変

透析膜の抵抗が低く，膜の両側での濃度勾配が十分に大きければ，溶質の除去の効率を上げることができる．すなわち，溶質の透過性のよい膜が得られることが血液透析装置に求められる第一の要件となる．しかし，膜に接して流れている血液相と透析液相とでは，膜に接する部分では流体の流れる速度がゼロとなり流れは淀んでいるので，溶質が拡散する上での障壁になる．換言すれば，膜の抵抗以外にも，膜のごく近傍の血液と透析液の薄い層が溶質の移動の抵抗となってくる．このような抵抗が集約された仮想の薄い膜を**境膜**（film）と呼ぶ．膜を介する物質移動の速度を境膜を考慮して解析する理論を**境膜説**（film theory）という．このような考えにたつと，血液透析では，溶質の移動の抵抗は，透析膜，血液側境膜，透析液側境膜の抵抗が加算されたものとなり，その相対的な大きさは溶質の分子量と血液および透析液の流れの条件によって異なることになる．血液側および透析液側の境膜抵抗を下げるためには，それぞれの流量を増すか，膜を支持するメッシュなどによって膜近傍の液の乱れを起こし，境膜層を薄くするなどの工夫がなされる[7]．

上に述べた境膜説の考え方は，人工腎臓以外にも，膜を介して物質の移動が起こる，人工肺，人工肝臓，人工膵臓などでも基本的に成り立っている．

物質移動型の人工臓器では，装置の構造も類似のものが用いられることが多い．人工腎臓を例にとって装置の基本構造を示したものが図82である．図82aは**積層型**（あるいはサンドイッチ型）と呼ばれる型式であり，透析膜を挟んで血液と透析液が接触する構造が平板状に積層されている．図79bは**コイル型**と呼ばれるもので，透析膜を長い封筒状に成形してコイル状に巻いてコンパクトな形状とし，封筒の内部に血液を流し，外部に透析液を流す構造となっている．この型式は，1950年代にコルフらによって開発されたものであるが，現在ではほとんど用いられていない．図82cは，現在の人工腎臓の構造の主流となっている**ホローファイバー**（hollow fiber；中空糸あるいは中空繊維）**型**である．透析膜は内径200μm程度の中空糸に成形され，約10,000本の中空糸を束ねてその両端を樹脂で固めて中空糸束の両端を鋭利に切断し，中空糸の内腔に血液を，外腔に透析液を流す構造である．装置（module；モ

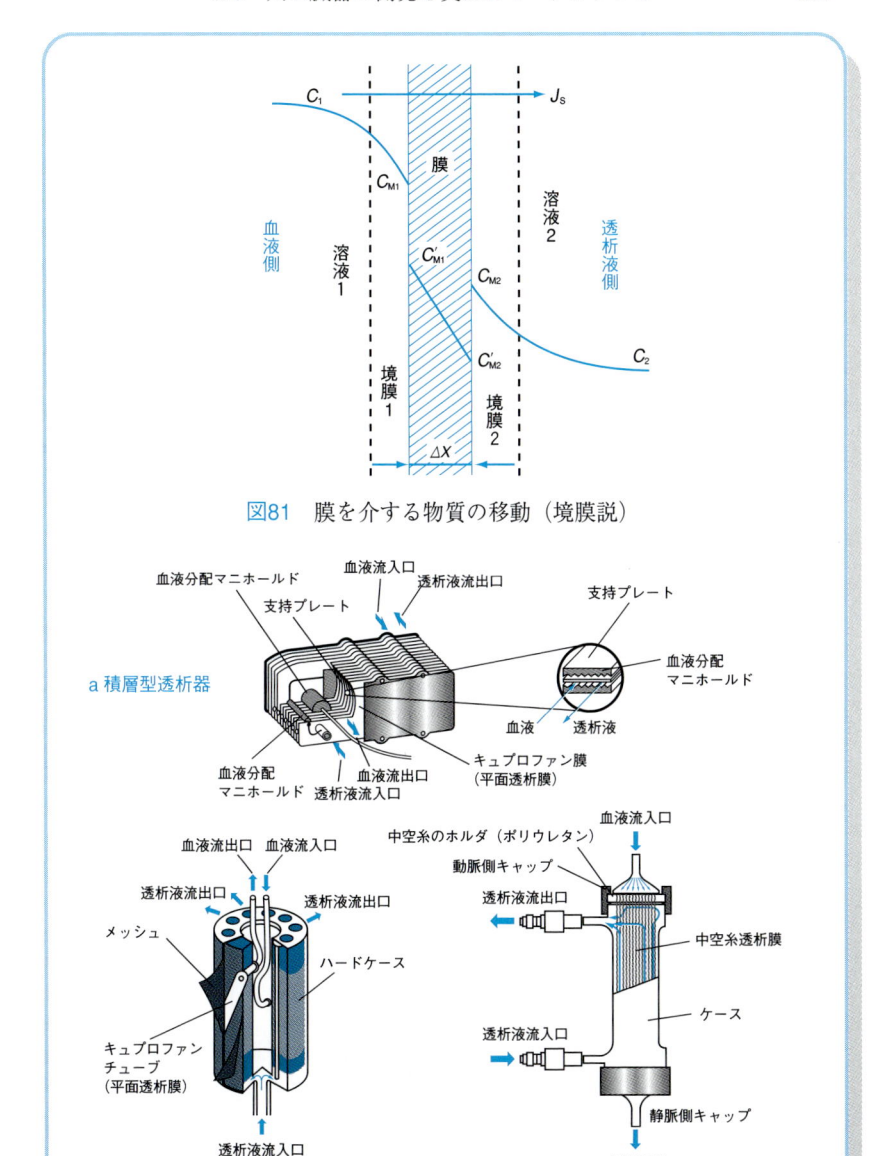

5.3 人工臓器の開発を支えるキーテクノロジー

図81 膜を介する物質の移動(境膜説)

図82 人工腎臓の基本形式

a 積層型透析器
b コイル型透析器
c 中空糸型透析器

ジュール）の容積当たりの膜面積を比較的大きくできる利点があり，膜型人工肺などにも同様の構造が用いられている．

5.3.8 人工臓器のエネルギー源

多くの人工臓器は受動的に作動するので，外部からエネルギーを供給する必要はない．しかし，体内植込み型の人工心臓，心臓ペースメーカー，機能的電気刺激装置（functional electric stimulation; FES）（第4章4.2.2項参照）などでは，それらの人工臓器を駆動するためのエネルギー源として電池が必要となる．人工臓器に応用されてきた電池を表22に示す．電池は，1回だけで使い切る**一次電池**と繰り返し充電・放電が行える**二次電池**から成る．電池は工業的にも需要が多く，性能が年々進歩している．一次電池の中で**水銀電池**は，例えば心臓ペースメーカーの電源として初期には広く用いられてきた．心臓ペースメーカーでは，1刺激パルス当たり20〜50 Jが必要であり，60〜70パルス／分で作動させるときのエネルギーとしては，50 μW の電源が必要となる．初期の心臓ペースメーカーでは，5個の水銀電池が植込まれていたが，その電池容量が小さいので，2年おきに心臓ペースメーカーの電池を植え替える手術が必要となることが問題であった．**リチウム電池**では，このような欠点は克服され，10年程度の電池の寿命が保障されている．二次電池としては，**ニッケル・カドミウム電池**が心臓ペースメーカー用の電源として用いられてきた．最近普及している**リチウム・イオン電池**は人工心臓や補助循環装置の電源として研究されている．体内に植込む心臓ペースメーカーや人工心臓，左心補助循環用の電源としては，二次電池を経皮的に充電する工夫が必要となる．

一方，体内に植込まれる完全人工心臓では，駆動に必要なエネルギーは30〜100 W程度となるので，通常の電池では容量が不足するところから，"原子力電池"と称して，**ラジオアイソトープ**（RI）**電池**の利用が検討された．RI電池の中では，プルトニウム（Pt）電池，プロメシウム（Pm）電池が心臓ペースメーカーや人工心臓の駆動用エンジンのエネルギー源として1970年代に盛んに研究された．RI電池を用いるときには，放射能の厳重な遮蔽が問題とな

5.3 人工臓器の開発を支えるキーテクノロジー

表22 人工臓器のエネルギー源としての一次電池，二次電池の特性

	電 池 系	エネルギー密度[1]		作動電圧／V	放電期間	貯蔵性
		Wh・l^{-1}	Wh・kg^{-1}			
1次電池	マンガン乾電池	100〜190	45〜85	1.5〜0.9[2]	3年内	3年内
	アルカリマンガン電池	200〜350	70〜120	1.5〜0.9[2]	3年内	3年内
	酸化銀電池	400〜440	85〜95	1.5	3年内	3年内
	水銀電池	535〜610	105〜120	1.3	3年内	3年内
	空気亜鉛電池	800〜1100	240〜340	1.25	3ヵ月以内	3年内
	フッ化黒鉛リチウム電池	350〜670	220〜340	2.8〜2.6	10年内	10年内
	二酸化マンガンリチウム電池	350〜700	180〜250	3〜2.5	7年内	7年内
	塩化チオニルリチウム電池	〜870	〜	3.5	10年内	10年内
2次電池	密閉型鉛蓄電池	70〜90	30〜40	2	20〜30年	1年
	密閉型ニッケル・カドミウム蓄電池	40〜130	20〜50	1.5	30〜40年	5年
	リチウム・イオン二次電池	220〜360	80〜150	3.6〜3.8	—	—

*1 形状寸法，放電電流により変化する
*2 放電の進行とともに低下

電池便覧．2001 一部改変

るほか,放熱による冷却方法が問題となる.後に述べるように,臨床応用されている人工心臓の多くは空気圧駆動方式を採用してきたので,体内にエネルギー源を植込む必要がなかった.しかし将来的には,完全植込み型の人工心臓が求められるので,エネルギー源の検討が再び必要になってくると思われる.

5.4 循環器系の人工臓器

血液循環器系に関わる人工臓器の中で広く用いられているものには,**人工心臓**,**心臓ペースメーカー**,**人工心臓弁**,**人工血管**,**人工血液**などがある.

5.4.1 人工心臓

心臓は全身に血液を供給するポンプとしての機能を果たしているので,重症の心機能不全の患者は生命の危険にさらされている.そこで人工臓器の開発の初期から**人工心臓**(artificial heart)や**補助循環**(assisted circulation)の開発が精力的に行われ,最近では装置の機能も非常に進歩して,国内外で盛んに臨床応用が行われるようになっている[1),2)].

人工心臓の最初の臨床応用は1969年にアメリカで行われ,患者は血栓塞栓症が引き金となって8日後に死亡した.それ以後,1980年代までの研究の主流は,第1世代と呼ばれる拍動流型血液ポンプを利用するものであった.これは,図83に一例を示すように,硬いプラスチックのケースの中に,伸縮性のある柔らかいプラスチックのサックあるいはダイアフラム(diaphragm;隔膜)を収容して,サックまたはダイアフラムの外側の空気圧を加減する空気圧駆動方式をとっている.右心室,左心室に相当する2つの血液ポンプには血液の出入り口にそれぞれ2個の弁があり,血液の逆流を防ぐように作用する.このような空気圧駆動式の人工心臓を胸腔のなかに埋め込む方式は**完全植込み型**(あるいは**全置換型**)**人工心臓**(total implantable artificial heart)と呼ばれる.この方式では,空気を送るパイプが胸壁を貫いているので,その傷口から細菌が体内に入り,感染症を起こす危険性がある.人工心臓を一時

5.4 循環器系の人工臓器

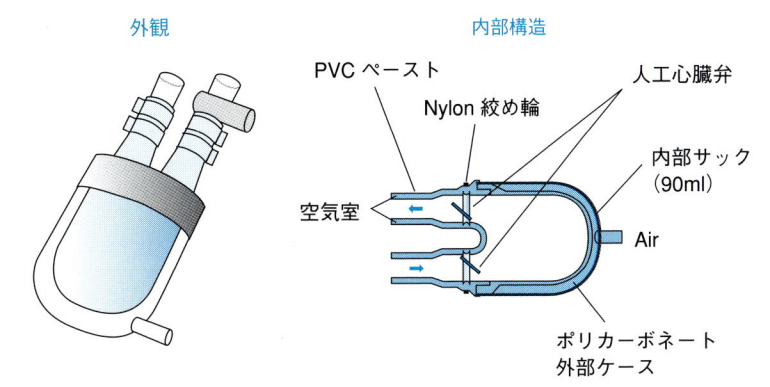

外観　　　　　　　　内部構造

PVC ペースト
Nylon 絞め輪
人工心臓弁
空気室
内部サック（90ml）
Air
ポリカーボネート外部ケース

a 東京大学型日本ゼオン製人工心臓

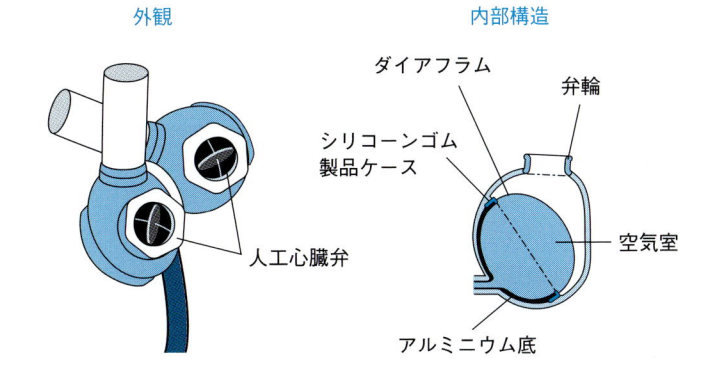

外観　　　　　　　　内部構造

ダイアフラム
弁輪
シリコーンゴム製品ケース
空気室
人工心臓弁
アルミニウム底

b Jarvik型人工心臓

図83　拍動流型空気圧駆動式人工心臓
硬い外部ケースの中に納められた軟らかい内部サック(a) あるいはダイアフラム (b) のすき間の空気圧を加減して血液を駆出する方式.

的に用いる場合には，人工心臓を体外に設置することができるので，この型式は**体外設置型**（paracorporeal）**人工心臓**と呼ばれる．このように，永久的に体内に植込むことを目的としない人工心臓は，最近では心臓移植へのつなぎ（bridge-use）として臨床的にも広く用いられるようになり，補助循環用の人工心臓と呼ばれる．

拍動流型人工心臓では，血液は自然心臓に近い血流波形を持つ拍動流（第2章参照）として駆出されるが，心臓のポンプ機能を代行するためには，拍動流は必ずしも必要ではないことが明らかにされ，**無拍動流**（あるいは**定常流**）**型人工心臓**の開発が1990年代以降に盛んになった．このような定常流血液ポンプとしては，図84に示すような，軸流ポンプ，斜流ポンプ，遠心ポンプが用いられている．このうち小型の軸流ポンプを用いる人工心臓は第2世代，遠心ポンプを用いるのが第3世代と呼ばれている．これらは，構造が簡単で人工心臓弁も必要でなく，コストも低いなどの利点があり，急速に普及しつつある．

補助循環と呼ばれる血液ポンプの用途には，大動脈内バルーンポンピング（IABP；第4章4.9.1項参照）と経皮的心肺補助法のほか，特に**左心補助人工心臓**（**l**eft **v**entricular **a**ssist **d**evice; **LVAD**）が含まれる．LVADは，心臓のポンプ機能のうち主要な部分を担う左心室を補助する装置として，第3世代のポンプを用いた，図85に示すような多くの市販のシステムが開発されている．

5.4.2　人工心臓弁

リューマチ熱などの感染症の後遺症や動脈硬化，心臓弁の変性などによって起こる心臓弁膜症では，心臓の4つの弁（三尖弁，肺動脈弁，僧帽弁，大動脈弁）の狭窄や閉鎖不全が起こり，人工的な心臓弁に置き換える弁置換手術を行う必要がある．

人工心臓弁（artificial heart valve）は，構造的には比較的単純であるので，これまでに非常に多くの型式のものが開発され臨床的に用いられてきた．これらは図86に示すように，合成高分子と金属材料のみから成る**機械弁**と，異種動物の弁や膜状の組織を利用するハイブリッド型の**生体弁**に大別される．図86aに示す型式は，**ボール弁**（ball valve）と呼ばれる，最も初期に用いられた機械弁を代表するものである．この弁では，球状の合成高分子製のボール

5.4 循環器系の人工臓器

種　類	軸受け様式
軸流ポンプ	接　触
	非接触
斜流ポンプ	接　触
	非接触
遠心ポンプ	接　触
	非接触

中村真人，2005　改変

図84　無拍動流型人工心臓

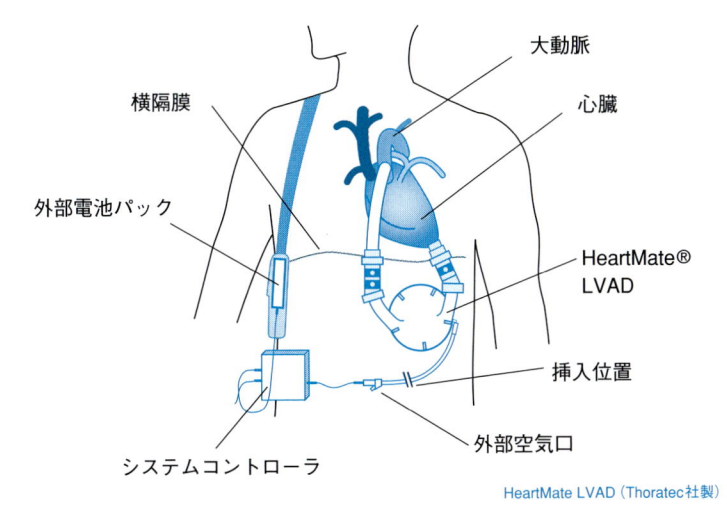

HeartMate LVAD（Thoratec社製）

図85　左心室補助人工心臓 LVAD の例

をケージ付きの弁座に収めることによって血液の逆流を止める単純な構造となっている．しかしボールが血流の中心軸に位置するので，血流抵抗が大きいという根本的な欠点のほか，心拍動に伴ってボールがケージに当るときに音が出たり，ボールにクラックが生じて割れやすいこと，弁座やケージに血栓が生じるなど（図76参照）が問題となり，現在では用いられていない．図86b は**傾斜ディスク弁**（tilting disc valve）と呼ばれる型式であり，血流抵抗は比較的小さいこと，板状の弁体にグラファイト（5.3.1項参照）を用いているため，血栓形成の危険性が少ないことなどから，機械弁の中では現在でもよく用いられている．機械弁による弁置換術を受けた患者は，血栓形成を防ぐために，ワーファリンという抗血液凝固薬を毎日服用しなければならない．血栓形成は人工臓器の開発の障壁になる重要な生体反応であることがこのことからもわかる．このような欠点を克服しようとして，1970年代以降に開発されたのが図86cに示す**異種生体弁**と呼ばれるハイブリッド型の人工心臓弁である．この生体弁は，血栓が生じない生体の弁をそのまま利用しようという発想に基づいている．弁尖としては，ブタの大動脈弁あるいはウシの心嚢膜が用いられ，これをグルタールアルデヒドで処理して強度を付与するとともに，異種動物の組織を用いることによる抗原性を少なくしている．弁尖は薄い膜状の組織であるので，これを保持するためにステントというコバルト合金（エルジロイ）製の金属材料の支持金具を用いるものと，生体の弁の構造をそのまま利用するステントレスの弁が開発されている．この弁の欠点は，長期間の植込みでは弁組織が石灰化し，構造的に劣化することとされていた．しかし最近では，石灰化を防ぐような弁の固定法の改良が進み，治療成績も向上している．生体弁の使用頻度は，わが国ではすべての弁置換術の約50%（2000年現在），欧米では50～80%と増加しつつある．

5.4.3　人工血管

　動脈硬化が進行して動脈が閉塞すると，その動脈が支配する臓器は機能できなくなる．特に大動脈がこぶ状に膨らむ大動脈瘤が破裂すると患者は突然死の

5.4 循環器系の人工臓器　　　145

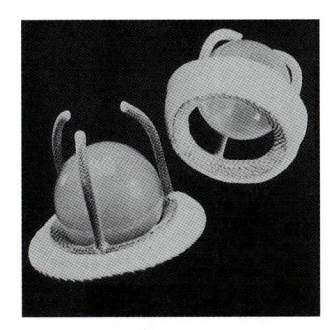

a ボール弁（機械弁）
（Braunwald-Cutter 弁）

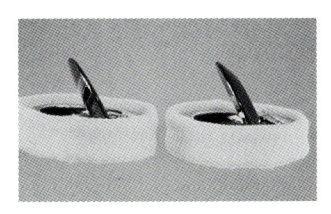

b 傾斜ディスク弁（機械弁）
（Björk-Shiley 弁）

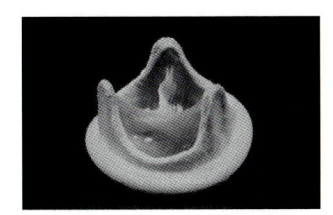

c ハイブリッド生体弁
（Carpentier-Edwards 弁）

図86　各種の人工心臓弁

危機にさらされる．このような恐れがあるときに，図87aに示すような合成高分子製の**人工血管**（artificial blood vessel）を用いて血管を置換する手術が行われる．

　血管は構造的には単純なパイプであるが，人工血管の開発は決して容易であった訳ではなく，現在でも多くの課題を抱えている．人工血管の材料としては，初期にはビニヨンやナイロンなどの合成繊維で織ったチューブが用いられ，その後，様々な高分子材料の応用が試みられた．現在も広く使われているのは，ポリエステル繊維（商品名ダクロンDacron®），延伸加工したポリフッ化エチレン（expanded polytetra-fluoroethylene；ePTFE；延伸多孔質PTFE；商品名Gore-Tex®）（5.3.1項表19参照）が主なものである．これらの繊維は，メリヤス編み，平織り，真田紐織りなどの手法で細長い筒状に成形される（図87b）．このような織布の方法が血管への縫合の容易さや人工血管の多孔性に影響する．多孔性の材料では血液が漏れるので，手術操作が困難になる．これを防ぐために，人工血管の初期の臨床応用では，血管を移植する前に，手術中に血管を自己の血液に浸して，あえて血栓を薄く形成させてから自己血管と縫合する，"プレクロッティング（pre-clotting）"という手技を用いるのがふつうであった．しかし最近では，人工血管をウシのゼラチンまたはコラーゲンでシールドした各種の市販の人工血管（シールドグラフト）が得られるようになり，プレクロッティング操作が不要になっている．

　人工血管の最大の問題点は，血栓形成による血管の閉塞である．現在得られる材料では，内径が10 mm以上の太い血管や6 mm程度までの中口径の人工血管では血栓の形成は問題とならず，長期に及ぶ血管の内腔の開存が得られている．しかし，冠動脈の置換に用いるような内径が4 mm以下の**小口径人工血管**や静脈に用いることができるものとしては，現在でもなお十分満足できるものはない．これは，小口径の血管や静脈では，その中を流れる血流の速度が遅いので，血栓が形成されやすくなるためであり，前述した"ウィルヒョウの3因子"説で指摘されている血流の因子が重要な意味を持っていることがわかる．

　人工血管の別の問題点として，図77に示したように，血管の内皮化による内膜肥厚，肉芽形成などが挙げられ，その結果起こる血管の吻合部の肥厚が

5.4 循環器系の人工臓器

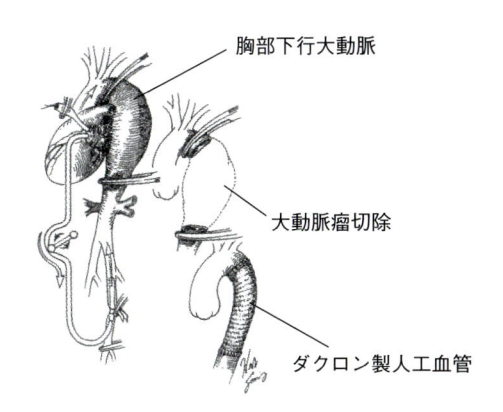

a 人工血管による大動脈置換手術

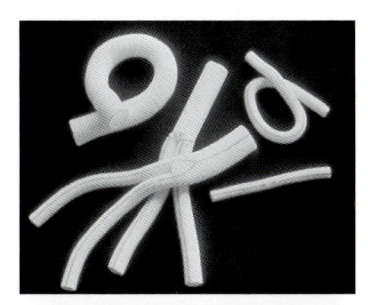

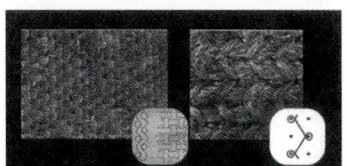

b 人工血管の例
上段は市販品の例．
下段は織布方式の例．
左：平織り　右：メリヤス編み

大越隆文, 2003　一部改変

図87　人工血管

人工血管の長期の開存に影響する．

人工血管の新しい型式として，1990年代半ばから特に大動脈の置換に用いられるようになったステントグラフトと呼ばれる人工血管がある．これは，図88に示すように，大動脈の高い血圧に耐えられるように，ステント（第4章4.9.2項参照）という金属性の筒で強度を付与した人工血管である．直管状のものと分枝付きのものの臨床応用が普及しつつある．

5.4.4 心臓ペースメーカー

心臓の規則的な収縮・拡張は心臓の刺激伝導系を伝わる電気的信号によって保たれている．この刺激伝導系の経路の一部がブロックされると正常な心拍のリズムが保てず，徐脈や重篤な不整脈が起こり，これを放置すれば心臓死に至る．このような刺激伝導系の異常が起こっているときに心筋に直流または交流の電気刺激を与えると心拍のリズムが回復することが1952年にツォール（P. Zoll）らによって見出された．不整脈の患者の体内に**心臓ペースメーカー**（cardiac pacemaker）を植込む臨床応用は1958年から始められている．心臓ペースメーカーを植込んだ患者は完全な社会復帰が可能であり，最も完成度の高い人工臓器の典型といえる．

心臓ペースメーカーは，電気的信号を発生するパルス発生装置と刺激を心筋に伝える電極リードから成り，図89aに示すような概観をしている．心臓ペースメーカーの植込みは，図89bに示すように，パルス発生装置を胸部または下腹部の皮下に植込み，電極を心筋に縫着するか，あるいは静脈に電極リードを挿入してその先端を心臓の中から心筋に接触させるようにする手術が行われる．パルス発生装置は，電源としての電池とパルスを発生する電子回路から成っている．電池としては，初期には水銀電池が主に用いられ，最近では1970年代から普及したリチウム電池が用いられるようになって，10年以上の電池寿命が保証されている（5.3.8項参照）．パルス発生装置の外殻はチタン合金で覆われている．パルス発生回路もIC化され，小型化，高機能化が進んでいる．現在用いられているものは重量が20〜30 gと軽量化されている．電極リード

5.4 循環器系の人工臓器

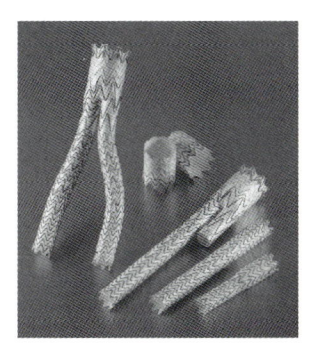

写真提供：ジャパンゴアテックス（株）
Gore社　Excluder

図88　ステントグラフト

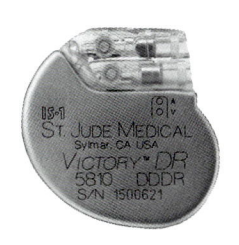

写真提供：セント・ジュード・メディカル（株）
Victory DR Model 5810

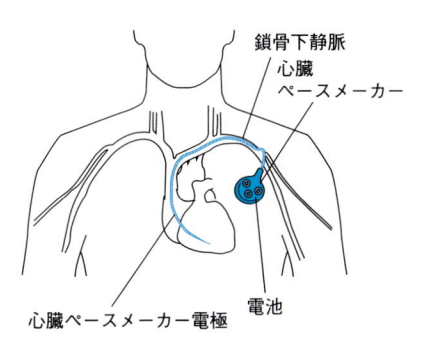

サイズ　横44mm×縦43mm×厚さ6mm，
重量18g

a　心臓ペースメーカー本体の例　　b　心臓ペースメーカーの植込み方法

図89　心臓ペースメーカー

は，導線部にはステンレスやエルジロイ，ニッケルなどが用いられ，電極としては，白金や白金・イリジウム合金が用いられている．

電気的パルスを発生させる様式としては，初期のものでは一定のリズムでパルスを発生する**固定レート**（fixed rate）**型**が用いられたが，その後は，刺激の必要があるときにのみパルスを発生する**デマンド**（demand；応需）**型**が用いられている．最近では，IC回路を組込んで，心拍の状態を検知して正常な状態に近い様式で生理的ペーシングが行われるように高機能化されている．

5.5 呼吸系の人工臓器

呼吸系の人工臓器としては，生体の肺における血液ガス交換の機能（外呼吸）を代行する人工肺と，血液から組織へのガス交換の機能（内呼吸）を代行する人工血液が開発されてきた．人工肺は，長期にわたって肺の機能を代行しているわけではなく，心臓外科手術の間だけ用いられる一時的な人工臓器である．また人工血液も，血液の代替物として長期間臨床的に用いることができるようなものは未だ開発されていない．

5.5.1 人工肺と人工心肺装置

人工心肺装置は心臓外科手術には欠かすことのできない装置である．外科医が心臓内の患部を直接に眼でみながら患部を修復する手術は直視下開心術と呼ばれる．このような手術では，心臓に戻ってくる5 l/min もの大量の血液を心臓と肺をバイパスさせて体外に循環させる，**体外循環**（extracorporeal circulation）回路を構成する必要がある（図90a）．心臓に戻ってくる静脈血は，上・下大静脈に挿入した脱血カニューレを介して体外に導かれ，人工肺で血液ガスが交換されて血液ポンプで大腿動脈に送血される．図90aの装置は，心臓と肺の機能を手術の間だけ一時的に代行させるので**人工心肺装置**（artificial heart-lung machine）と呼ばれる．

人工肺（blood oxygenator）は，人工心肺装置の主要な部分であり，血液に

5.5 呼吸系の人工臓器

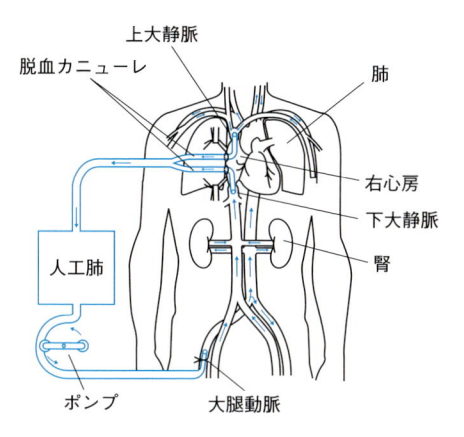

a 人工心肺装置を用いる体外循環
血液は体外の人工肺とポンプを通って矢印の方向に流れる．

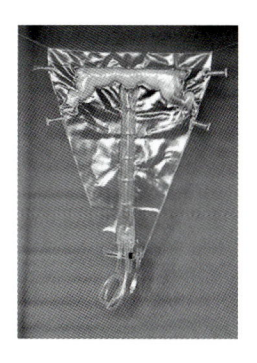

b 気泡型人工肺
中央が気泡塔部．

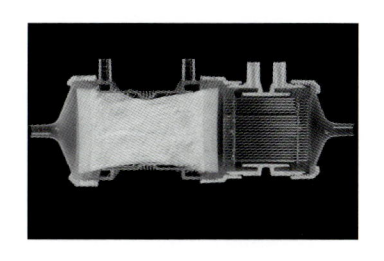

c 膜型人工肺
左側がホローファイバ型人工肺，右は熱交換器．

図90 人工心肺装置を用いる体外循環と人工肺

酸素ガスを吸収させ，二酸化炭素（炭酸ガス）を放散させる一種のガス吸収装置といえる．現在では，**気泡型人工肺**あるいは**膜型人工肺**が用いられている．図90b に示す気泡型人工肺では，血液は落差で細い筒状の気泡塔に導かれ，その底部から酸素の気泡を吹き込んで気泡の表面でガス交換を行わせる．図90c は膜型人工肺の一例であり，ガス透過性のよい多孔性のポリプロピレン（polypropylene）の中空糸を介して酸素と血液を接触させて，ガス交換を行わせる．気泡型人工肺は膜型人工肺に比べて溶血が多いので，短時間の心臓外科手術に用いられる．いずれの型の人工肺を用いる場合でも，血液ポンプとしては，人工心臓のように精巧なものは必要ではなく，ゴム管をローラーでしごく単純な形式のローラー型ポンプが用いられる．

5.5.2 人工血液

輸血の歴史は古く，1667 年に動物からヒトへの輸血が，1818 年にはヒトからヒトへの輸血が試みられたという．しかし，1901 年にラントスタイナー（K. Landsteiner）によって血液型が発見されてはじめて，輸血が大量の出血に対する有効な治療法になった．輸血用の血液を安定して供給するために，またヒト免疫不全ウイルス（human immunodeficiency virus ウイルス；HIV）などの感染を防ぐために，人工血液の必要性は極めて高いが，臨床的に用いられる人工血液は未だ開発されていない．人工血液の開発が困難である理由は，①酸素と可逆的に結合する人工的な酸素運搬体が得られにくいこと，②正常な血液循環系では血液が毛細血管の中を変形しながら流れることができるように，赤血球は高い変形能を有しているが，人工物にはこのような変形能を付与しにくいこと，③血管内の異物は細網内皮系で容易に処理され体外に排出されること，などの理由による．

これまでに試みられてきた**人工血液**（artificial blood）あるいは**血液代替物**（artificial oxygen carrier）は，血液が持つ多くの生理機能のうちで酸素運搬機能のみを代行することを目的とするものであって，真の意味での"人工の血液"ではない．これまでに研究されてきた人工血液は，図91a に示すように，

5.5 呼吸系の人工臓器

人工血液
- **ヘモグロビン（Hb）の修飾による血液代替物**
  - ヘモグロビン溶液のマイクロカプセル化
  - ヘモグロビン小胞体（HbV；Oxygenic社）
  - ヘモグロビンの重合（PolyHeme；Northfield Lab.社）
  - リポソームに包埋したHb溶液（NRC；テルモ社）
  - リポソームに包埋したHb-アルブミン複合体（ニプロ社）
- **パーフルオロカーボン（PFC）のエマルジョン（白い血液）**
  - Fluosol-DA ほか

図91a　人工血液

①酸素と結合する，ヒトまたは動物の**ヘモグロビン**（hemoglobin; Hb）を修飾するものと，②酸素に対する溶解度が極めて高いフッ素系化合物（perfluorochemicals；パーフルオロカーボン；PFC）を乳化・分散させた**PFCエマルジョン**に大別される．

修飾したヘモグロビンを利用するものとしては，Hbの溶液をマイクロカプセルで包埋したHb小胞体（vesicle；ベシクル）（図91b）と，Hbを重合させたもの，およびHbをリポソーム（liposome）で包埋したものがあり，現在，数社によって開発されたものが臨床治験の段階にある．

一方，PFCエマルジョンは，工業的には冷媒や絶縁油として用いられる，フッ素（F）と炭素（C）から成る一群の化合物を乳化させたもので，"白い血液"ともいえるものである．F-デカリン（decalin），F-オクチルブロマイド（octylbromide），F-メチールデカヒドロイソキノリン（methyldecahydroisoquinoline）を主剤とするものがこれまでに数社で開発されてきた．このエマルジョンは体内での分解が早いため，人工血液として長期に血液の代替物として用いるには難があり，移植用の臓器を保存する際に臓器に酸素を供給する目的で用いられる．また特殊には，宗教上の理由で輸血を禁じられているキリスト教のある宗派の患者の手術時の輸血用などに用いられている．

5.6 泌尿・代謝系の人工臓器

生命の維持に不可欠な代謝や消化の機能を担う臓器としては，腎臓，肝臓，膵臓がある．人工腎臓はすでに述べたように最も普及している人工臓器である．一方，人工肝臓と人工膵臓についても多くの研究が行われてきたが，そのいずれもがごく一部で臨床応用が試みられている段階であり，人体の消化・代謝機能を代行することの困難さがわかる．

5.6.1 人工腎臓

腎臓は，①尿素，尿酸，クレアチニンなどの代謝老廃物を除去したり，

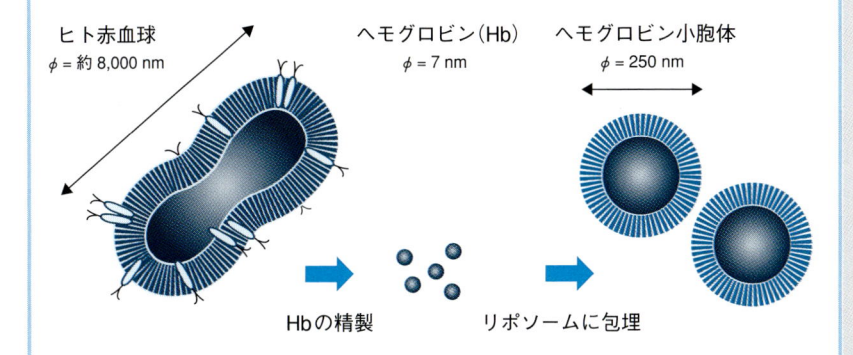

図91b　人工血液（ヘモグロビン小胞体）

②過剰な水分を尿として排出するほか，③血液中の電解質（イオン）のバランスを保ち，④血液のpHを調節するなどの生命に直接に関わる重要な働きをしている．その機能は物質移動そのものといえる臓器である．この腎臓の機能が障害されると，尿毒症という致命的な病態になるので，**人工腎臓**（artificial kidney）によって血液を浄化する必要が生じる．有害な物質を血液中から除去する目的のためには，**透析**（dialysis），**濾過**（filtration），**吸着**（adsorption）という，あい異なった物理化学的な原理を応用することができる．腎不全の患者の治療にこれらの原理を応用するのが，血液透析，血液濾過，吸着型の人工腎臓であり，このうちの大多数（現在は約94％）は**血液透析**（hemodialysis）法という，合成高分子膜を用いて血液を透析する方法である（5.3.7項参照）．

腎不全の患者では，週に3回，1回について4時間程度の血液透析を受けると血液が浄化され，日常生活を支障なく行うことができる．透析膜として人工の膜を使う代わりに自分自身の腹膜を利用することもでき，この治療法は**腹膜透析**（peritoneal dialysis）と呼ばれる．これは，患者の腹壁に設置したボタンを介して腹腔の中に透析液を注入して，間欠的にこの透析液を取り替える方法である．

以上のように，血液中のある成分を物理化学的な原理によって除去する治療法は，図92に示すように**血液浄化技術**（blood purification technology）と総称される．人工腎臓はその典型例であるが，それ以外にも肝不全や薬物中毒の治療，免疫異常の治療に応用することができる．

血液浄化技術の主流である人工腎臓の装置原理や型式は，すでに5.3.7項で述べたように多くの種類がある．人工腎臓は，臨床応用の歴史も長く，完成度の高い人工臓器の典型例であるが，長期の血液透析患者では副作用も多い．例えば，β_2-ミクログロブリンというアミロイド線維素が関節，皮膚，心筋などに沈着することによって引き起こされる，手根管に痛みを伴う手根管症候群などは，人工腎臓には生体の腎臓が有する選択的な物質透過性がないことによるものである．このように患者のQOL（quality-of-life）という点からすると，人工腎臓は**腎臓移植**には及ばず，人工臓器の性能の限界を示す一つの例といえる．

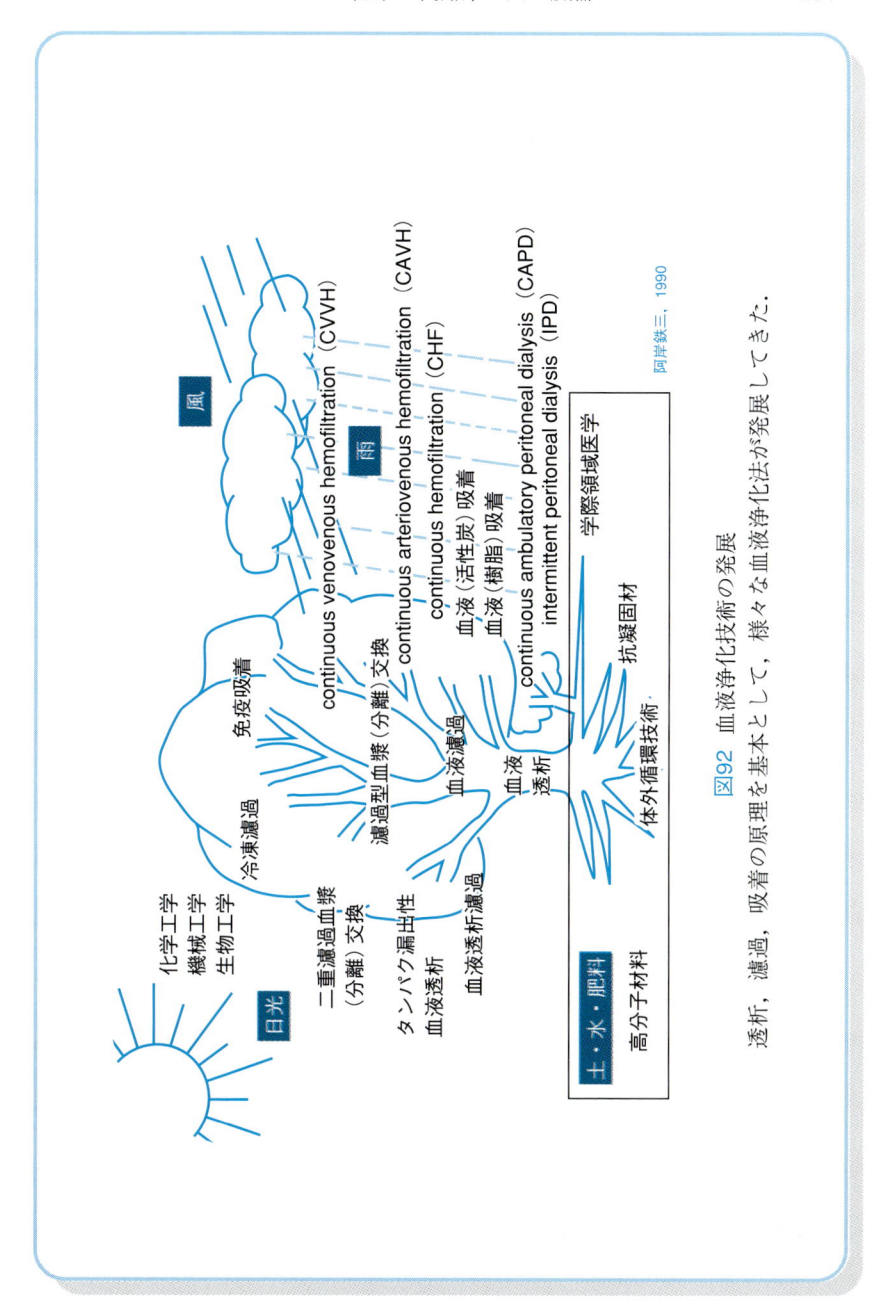

5.6　泌尿・代謝系の人工臓器　　**157**

図92　血液浄化技術の発展
透析，濾過，吸着の原理を基本として，様々な血液浄化法が発展してきた．

阿岸鉄三，1990

5.6.2 人工肝臓

　肝臓は，"人体の生化学工場"に喩えられるように，複雑で多岐にわたる代謝や消化の機能を果たしている．その機能は500にも及ぶとされているが，主要には，①アルブミン，血液凝固因子などのタンパク質の合成，②炭水化物，タンパク質，脂質やビタミン類などの栄養物質の代謝，③有害物質の解毒，④胆汁の生成，⑤クッパー細胞による免疫機能調節など，いずれも生命の維持に不可欠な役割を果たしている．劇症肝炎と呼ばれる重篤な肝機能の障害のある患者は，肝性昏睡から死に至る悲惨な経過を辿る．このような患者は，日本では年間に約8,000人，アメリカでは約30,000人にも及び，現在では肝臓移植以外に有効な治療法はない．一方で，肝臓は極めて再生能力の旺盛な臓器であることも古くから知られており，急性期の間だけ肝機能を補助できれば，肝臓移植へのつなぎとしてのbridge-use，あるいは患者自身の肝機能の回復が期待できるところから，**人工肝臓**（artificial liver）の開発が切実に求められている．肝臓の主要な機能の一つである解毒機能は血液浄化技術である程度は代行できるが，その他の機能は，生体の肝細胞を利用する**バイオ人工肝臓**（bio-artificial liver）ないし**ハイブリッド人工肝臓**（hybrid artificial liver）が必要となってくる．

　これまでに著者らを含め多くの研究グループが表23に示すような様々な型式のバイオ人工肝臓の開発を試みている．これらの型式の幾つかについては5.3.7節で述べたバイオリアクターが基礎となっている．アメリカやドイツではバイオ人工肝臓がごく少数の患者に臨床的に用いられているが，劇症肝炎の治療法として普及するまでには至っていない．このような理由から，体外で肝細胞を増殖させることができるような再生医工学的手法による人工肝臓が求められている．その詳細については第6章で述べる．

5.6.3 人工膵臓

　糖尿病の患者は，現在わが国では約700万人いると推定されており，今後ますます患者数が増加していくと考えられている．この病気が進行すると，

表23 バイオ人工肝臓の開発の現況

スケール	培養方法
試験管スケール ↓ ベンチスケール ↓ パイロットスケール ↓ 臨　床　応　用	培養皿 浮遊培養または単層培養 　　マイクロキャリア・ビーズ（Demetriou） 　　ホローファイバー（Sussman@，Gerlach，岩田） 積層平板型（松下） 3次元培養 　　包埋培養（Cerra，小玉，Dixit） 　　スフェロイド（小出，酒井） 　　多孔質担体（大島，船津，永森@）

@は株化細胞を利用するもの

ベンチスケール（bench scale）とは，ベンチ（机）の上に乗る程度の規模，パイロットスケール（pilot scale）とは，完成時のプロセスの数分の1程度の規模でのプロセスを指す．

長年の間に血管内皮細胞が損傷されて細い血管が閉塞して，糖尿病性の網膜症，腎症，壊疽（えそ）などになり，失明や血液透析への導入，下肢の切断を余儀なくされるなどの深刻な合併症が引き起こされる．糖尿病の主要な病態である血糖値の上昇は，インスリン（insulin）という血液中の血糖（ブドウ糖）を調節するホルモンの分泌が減少するために起こる．インスリンは膵臓のランゲルハンス島の膵 β 細胞から分泌されるので，**人工膵臓**（artificial pancreas）は「人工膵島」とも呼ばれる．内服薬による治療では血糖値のコントロールが難しい患者ではインスリンの自己注射による治療が行われる．しかしインスリンが過剰に投与されると，低血糖となって失神するなどの危険な状態に陥る可能性があり，血糖値のコントロールが難しい．そこで，時々刻々の血糖値の変化に合わせて最適な量のインスリンを投与するために人工膵臓が必要となる．

このような目的で開発されてきた人工膵臓は，図 93a，b に示すように，血糖値を連続的に測定する「ブドウ糖センサー」，その測定値に応じてインスリンの投与量を計算する「コンピュータ」および自動的にインスリンを経皮的に注入する「インスリン注入ポンプ」から構成されている．これらの構成要素の中で技術的に問題が多いのはブドウ糖センサーであり，長時間，安定して正確な血糖値を測るための改良が重ねられている．また図 93c に示すような携帯型の人工膵臓の開発も試みられている．

5.7 運動器系の人工臓器

体の骨格を支え，運動を可能にする骨，関節などの運動器系の臓器の障害は，それ自身では命を脅かすものではないが，ヒトの日常生活を支える臓器・組織として重要である．有史以来，義肢や義足などを作る試みがなされてきたが，近代的な意味での運動器系の人工臓器が実用化されるようになったのは 1960 年代以降である．

5.7 運動器系の人工臓器

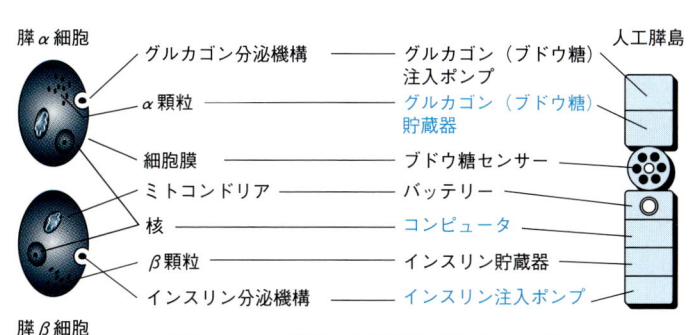

膵α細胞 ― グルカゴン分泌機構 ― グルカゴン（ブドウ糖）注入ポンプ ― 人工膵島
α顆粒 ― グルカゴン（ブドウ糖）貯蔵器
細胞膜 ― ブドウ糖センサー
ミトコンドリア ― バッテリー
核 ― コンピュータ
β顆粒 ― インスリン貯蔵器
インスリン分泌機構 ― インスリン注入ポンプ
膵β細胞

a 膵臓のα，β細胞と人工膵臓（膵島）の対比
グルガゴンは血糖値を上昇させるように作用するホルモン．

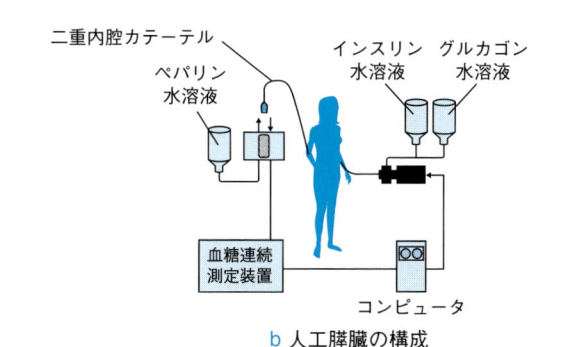

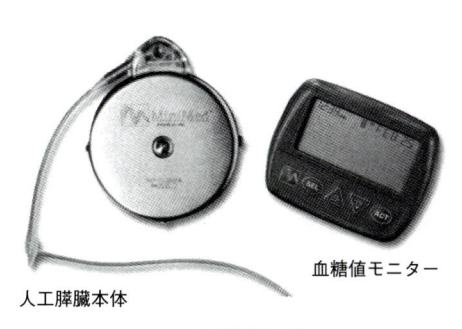

b 人工膵臓の構成

c 人工膵臓の例

図93 人工膵臓（人工膵島）

5.7.1 人工骨

単純な骨折は数週間で修復されることからもわかるように，骨は再生能力の旺盛な臓器の一つである．しかし，骨腫瘍や感染による広範な骨欠損の補填(ほてん)や複雑な骨折の修復などが必要なときには，十分な量の骨の再生が期待できないので，骨移植術が行われてきた．欠損が小さい場合には自分の骨を移植する自家骨移植が行われるが，欠損範囲が大きい場合には**人工骨**（artificial bone）が必要となる．これまでに開発されてきた人工骨には，アルミナ，ジルコニア，バイオグラス，ヒドロキシアパタイトなどの様々な無機材料，金属材料が用いられている（5.3.1項参照）．バイオグラスは，水酸化ケイ素を含んでいるので，体内に植込まれるとリン酸イオンとカルシウムイオンと反応して水酸化ケイ素を核としてヒドロキシアパタイトの結晶が成長し，骨と馴染みやすくなると考えられている．このヒドロキシアパタイトは，その組成がヒトの骨の成分に近く，生体適合性がよいところから，自家骨移植用に採取した腸骨の欠損の補填などの目的で様々な形状に人工的に合成した人工骨が広く用いられるようになった．しかし，これらの人工骨だけで十分という訳ではなく，骨との結合性に優れ，なおかつ力学的な強度のある人工骨の開発が期待されている．このような理由から，第6章で述べるように，再生医工学の手法を利用して生物活性を持つ人工骨の開発が行われている．

5.7.2 人工関節

われわれの関節は極めて精巧にできており，骨と軟骨の摩擦係数はほとんどゼロに近い（図94a）．このため，四肢の屈曲，回旋が可能になっている．コバルトクロム系合金のバイタリウム（5.3.1項参照）を**人工関節**（artificial joint）として用いる試みは1930年代に始められ，それ以降，人工関節技術は長足の進歩を遂げ，股，膝，指，顎などほとんどすべての関節について人工関節が実用化されている．中でも股関節を置換する人工股関節は必要性が高く，わが国で年間5～6万人の患者に植込まれている．

人工股関節（artificial hip joint）としては，1960年代にチャンレー（J.

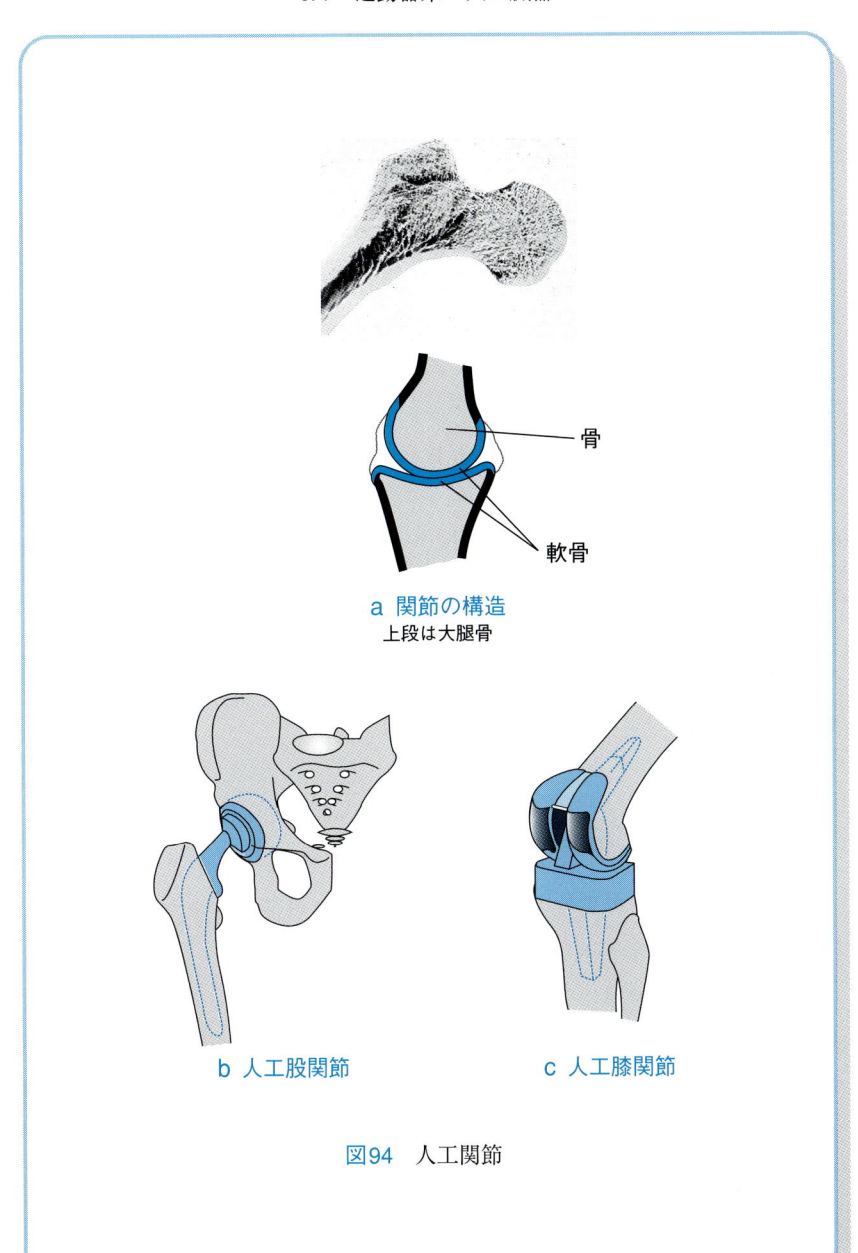

5.7 運動器系の人工臓器

a 関節の構造
上段は大腿骨

b 人工股関節

c 人工膝関節

図94 人工関節

Charnley）によって開発された型式がその後の発展の主流となっている．この型式は図 94b に示すように，バイタリウム製の骨頭とステムの部分と骨頭を包み込むような高密度ポリエチレン製（high density polyethylene; HDP）の臼蓋（きゅうがい）から成っている．最近の型式では，高密度ポリエチレンよりもさらに摩耗しにくい超高分子量ポリエチレン（ultra-high molecular weight polyethylene; UHMWPE）も用いられている．図 91b に示すのは，膝関節用の人工関節の一例である．

人工関節はこのように広く実用化されるようになったが，現在の最大の問題は，人工関節の"ゆるみ（loosening）"と摩耗，感染である．このうち"ゆるみ"は，関節の摺動部分の摩耗と材料と骨組織の結合部の劣化により生じる．このことからも人工臓器と生体の界面では様々な問題が起こることが理解できる．骨と人工関節との界面に用いられるのは**骨セメント**と呼ばれ，現在はポリメチールメタクリレート（polymethyl methacrylate; PMMA）樹脂（5.3.1 項表 19 参照）のモノマーとポリマーの混合物が用いられている．骨セメントの特性は"ゆるみ"に直接に影響するので，材質などについて様々な改良が重ねられている．

5.8　感覚器系の人工臓器

視覚や聴覚に重度の障害のある人にとっては，性能のよい人工の感覚器が得られれば日常生活の QOL は格段に向上するであろう．

感覚器系の人工臓器の中で，人工内耳，人工中耳は古くから研究，開発が進められている．**人工中耳**（artificial tympanum）は聴力が残っている人に用いられる高性能の補聴器として広く用いられている．また，**人工内耳**（artificial cochlea）は，聴力がほとんどないか，あるいはまったくない人の聴力を回復させるための人工臓器である．1970 年代以降に開発が進められ，2006 年現在では，わが国で 4,100 名以上の装用者がある．人工内耳は図 95 に示すように，音を電気信号に変える「マイクロフォン」とその電気信号を

5.8 感覚器系の人工臓器

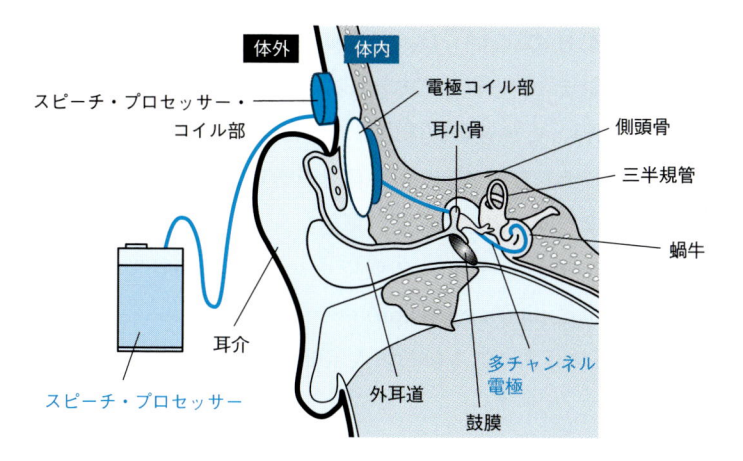

図95 人工内耳

コード化する「スピーチ・プロセッサー」と聴神経刺激用の「電極」から成る．スピーチ・プロセッサーは体外に置かれ，耳の後ろの送信用アンテナから体内に植込まれた受信用アンテナに信号が伝えられ，このアンテナから蝸牛という感音器官内に植込まれた聴神経を刺激する構造となっている．

　一方，**人工視覚**（artificial vision）は，光の刺激を電気的な刺激に変換する感覚器系人工臓器である．入力装置としてはテレビカメラを用い，画像を電気的信号に変換する．視覚の刺激部位の違いによって，眼球内にある視神経を刺激する「**人工網膜**」と，大脳皮質を直接刺激する「**人工視覚**」に分かれる．ドベィユ（W. M. H. Dobelel）は，人工視覚の先駆的な試みとして，2004年までに8人のボランティアの視覚障害者の脳に電極を植込む手術を行っている．しかし彼の死去に伴い，その後の臨床応用例は報告されていない．一方，マイヤー（P. Meijer）は，テレビカメラからの信号を音声情報に変換する表示法によって，64×64画素程度の画像の識別が可能なシステムを開発している．この方法では，電極を植込む手術は必要でないことが特長である．（http://www.artificialvision.com/sensub.htm）

　これらは，脳神経系に迫る新しい人工臓器として，今後の進歩が期待される．

❖ さらに学習するための参考書 ❖

1) 日本人工臓器学会（編）：人工臓器は，いま，はる書房，2003
2) 許 鋭俊，斎藤 明，赤池敏宏（編集主幹），西田 博，澤 芳樹，浅原孝之，清水達也（編）：人工臓器・再生医療の最先端，寺田国際事務所／先端医療技術研究所，2005
3) 筏 義人：人工臓器物語－コンタクトレンズから人工心臓まで，裳華房，2005
4) 日本人工臓器学会（編）：人工臓器イラストレイティッド，はる書房，2007

5) M. J. Lysaght, J. A. O'Loughlin: Demographic scope and economic magnitude of contemporary organ replacement therapies. ASAIO Journal, 46, 515-521, 2000
6) 田畑泰彦（編著）：再生医療のためのバイオマテリアル，コロナ社，2006
7) 吉田文武，酒井清孝：化学工学と人工臓器（第2版），共立出版，1997

第6章

人体を再生する工学
―再生医工学―

- 6.1 再生医工学の3大因子
- 6.2 再生医療の様々な手法
- 6.3 再生医工学の医・生物学的基礎
- 6.4 足場基材に要求される性質
- 6.5 臓器再生のためのバイオリアクター
- 6.6 各種臓器の再生医療

第6章　人体を再生する工学　—再生医工学—

　前章で述べた人工臓器は，人体の臓器・組織の重い機能障害のある患者の救命と延命に大きく貢献してきたが，人工の臓器で人体の機能を代替することには自ずと限界があり，多くの副作用や合併症を免れることはできなかった．このような限界を克服するため，生体の組織や臓器の一部を利用するハイブリッド型人工臓器あるいはバイオ人工臓器の開発が試みられてきた．一方，1970年代から細胞培養や組織培養の技術が大きく進歩したことによって，細胞自体を人工臓器の構成要素とすることが試みられてきた．このような発想を飛躍的に発展させたのが，1990年代から注目されるようになった**再生医学**あるいは**再生医療**（regenerative medicine）と呼ばれる分野である．この分野が注目を集めているのは，次のような理由による．

　もともと生物には，自分の身体や組織を「再生」できる能力が備わっている．例えば，皮膚の軽い傷は数日のうちに皮膚が再生して修復されることはわれわれの日常生活でもよく経験する．また，下等な生物でも，切断されたイモリの尻尾は容易に再生することが広く知られているほか，プラナリアという扁形動物では，体部がずたずたに切断されても，その断片から1匹の個体が再生されるという驚異的な再生能力を有しているところから，生物の組織の再生のメカニズムの研究対象としてしばしば用いられる．このような細胞の発生や再生の仕組みが細胞生物学，発生生物学などの医・生物学の進歩によって明らかにされてくると，これまでは修復が困難と思われていた人体の臓器を再生させることも可能となり，臓器の重い障害に悩む患者の新しい治療法が生まれることになる．本来，医学や医療のほとんどの領域は，病んだ人体機能を再生させることを目的として蓄積されてきた知識の総体であるので，最新の科学技術の進歩によって得られた，生体組織の再生に関する知識を積極的に利用して，医学や医療の究極の目的に供しようとする再生医療は，医学の究極の目標に関わるものとして期待されていることになる．

　このような再生医療の基礎となる，工学的，技術的な側面が**再生医工学**あるいは**ティッシュ・エンジニアリング**（tissue engineering）と呼ばれる分野である[1〜10]．原語を直訳して「組織工学」と呼ばれることもあるが，この呼称

> **Box 9**
> 再生医工学を
> 開拓した実験：
> ランガーとバカンティの
> "耳ネズミ"

再生医工学（tissue engineering）という呼称は1987年頃からアメリカで用いられ始めた．アメリカ公衆衛生局（NIH）は，この分野が重要な新しい境界領域であると考えて，各国の研究者を集めて国際的なシンポジウムを度々開催していた．その頃，マサチューセッツ工科大学の高分子化学者のランガー（R. Langer）とハーバード大学医学部の小児科医バカンティ（C. Vacanti）は，センセーショナルな実験を試みた．彼らは，図96にみられるような，ヒトの耳のようなものを植込んだマウスを作ろうと企てたのである．そのために人工の細胞外マトリックスとしてポリグルコール酸（PGA）の不織布を耳の形に成形して，これを足場基材としてその上に軟骨細胞を播種して培養したものをマウスの背中の皮下に移植した．この実験は彼らの狙い通りに成功して，ヒトの耳を背負って動き回るマウスが出現し，各国のテレビなどでも放映されて，「こんなことができるのか」と世間を驚かせた．ランガーとバカンティのこの実験は一般市民を意識したデモンストレーションであったが，再生医工学を開拓した実験といえる．彼らはまた，学術論文として1993年にScience誌上に有名な総説[11]を執筆し，この論文もその後に発表された非常に多くの論文に引用されて，歴史的な総説となった．

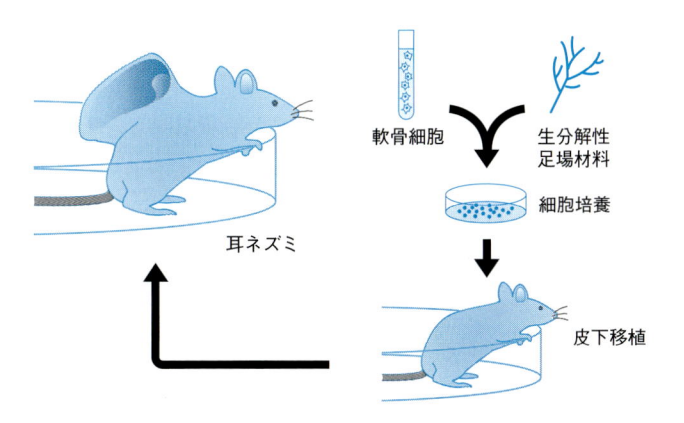

図96 再生医工学を開拓した実験

では社会科学的な分野を想像させるところから，最近では，「再生医工学」という呼び方が定着しつつある．この分野が広く認知される契機となったランガー（R. Langer）とバカンティ（J. P. Vacanti）の総説[11]によると，「再生医工学とは，臓器・組織の機能を再生し，維持し，改善する生物学的な代替物を開発するために，工学と生命科学（ライフサイエンス）の原理を応用する境界領域の一つである」と定義されている．（Box 9（図96）；「再生医工学を開拓した実験」参照）

6.1 再生医工学の3大因子

第5章で述べたように，ハイブリッド型ないしバイオ型と呼ばれる人工臓器では，異種動物の組織の一部（心臓弁や肝臓のスライスなど）が用いられてきた．しかし再生医療では，動物またはヒトの**細胞培養**（cell culture）の技術を基礎として，細胞を培養し，**増殖**（proliferate）させて臓器を再生しようとする点にその手法の特徴がある．この細胞培養を効率的に行うためには，図97に示すように，「細胞」と「足場」および「**シグナル分子**」の3つの因子が適切に組み合わされる必要がある．

ここで「**細胞**」は，目的とする臓器を構成する主な細胞（例えば，線維芽細胞，内皮細胞，軟骨細胞など）のほかに，後に述べるように，それらの細胞に**分化**（differentiate）する基となる幹細胞や前駆細胞も含まれる．

細胞が増殖・成長するには「**足場**」（scaffold）となる材料あるいは基材が必要となる．一般に，培養される動物細胞は，その増殖形態から，培養液中にばらばらに浮遊しながら増殖できる**浮遊性**（anchorage-independent）**動物細胞**と適当な担体に付着して単層状の細胞層を形成しなければ増殖できない**接着性**（接着依存性あるいは足場依存性）（anchorage-dependent）**動物細胞**とに大別される．浮遊性細胞としては，赤血球や白血球などの血球系細胞が主要なものであり，そのほかのほとんどの動物細胞は接着性細胞とみなされている．足場基材に用いられるのは，前章で述べたバイオマテリアルのほか，生

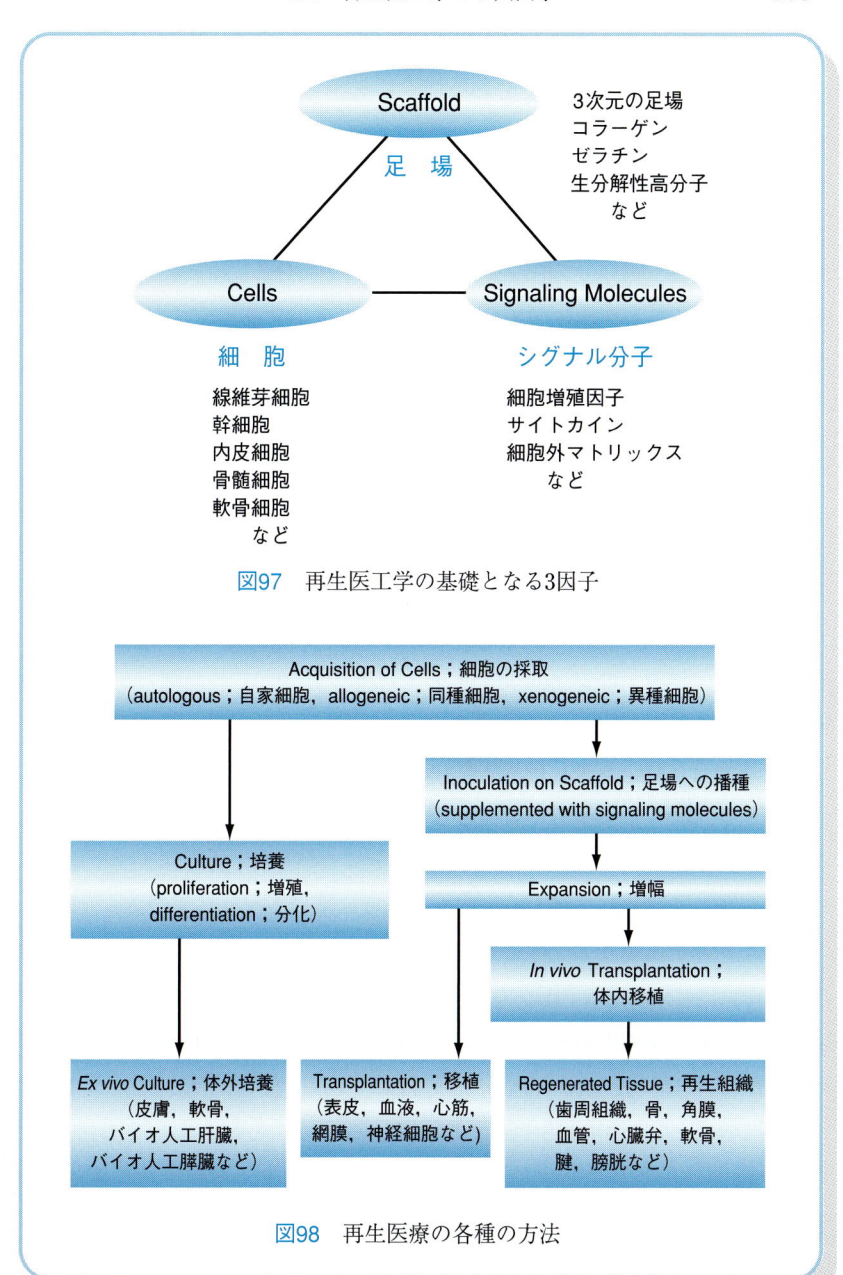

6.1 再生医工学の3大因子

```
            Scaffold          3次元の足場
             足 場             コラーゲン
                              ゼラチン
                              生分解性高分子
                              など

    Cells           Signaling Molecules

    細 胞                シグナル分子

  線維芽細胞              細胞増殖因子
  幹細胞                  サイトカイン
  内皮細胞                細胞外マトリックス
  骨髄細胞                  など
  軟骨細胞
    など
```

図97　再生医工学の基礎となる3因子

```
Acquisition of Cells；細胞の採取
（autologous；自家細胞, allogeneic；同種細胞, xenogeneic；異種細胞）

                              Inoculation on Scaffold；足場への播種
                              （supplemented with signaling molecules）

  Culture；培養                Expansion；増幅
  （proliferation；増殖,
   differentiation；分化）
                                            In vivo Transplantation；
                                            体内移植

  Ex vivo Culture；体外培養    Transplantation；移植    Regenerated Tissue；再生組織
  （皮膚，軟骨，              （表皮，血液，心筋，     （歯周組織，骨，角膜，
   バイオ人工肝臓,             網膜，神経細胞など）     血管，心臓弁，軟骨，
   バイオ人工膵臓など）                                腱，膀胱など）
```

図98　再生医療の各種の方法

体由来のコラーゲン，細胞外マトリックスなどが広く用いられている．後に述べるように，足場基材としての役割を終えた後に体内で分解するような**生分解性**(bio-degradable)のポリマーが用いられることもある．細胞を高密度で培養する必要があるときには，**3次元的**(three-dimensional)**足場**が必要になる．

細胞を足場の上に単に播種しただけでは，細胞は思うように生育しない．そこで，細胞の成長，増殖，分化を刺激する「**シグナル分子**（signaling molecule）」が不可欠となる．再生医工学の分野では，シグナル分子として，各種の**サイトカイン**（cytokine），**細胞増殖因子**（growth factor；成長因子)が用いられている．

6.2 再生医療の様々な手法

再生医療が実際に治療に応用される可能性としては，図98に示すような幾つかの形態があると考えられている．まず，細胞のソース（source；供給源）として考えられるのは，自分自身から採取される**自家**（autologous）**細胞**, 他人から採取した**同種**（allogeneic）**細胞**, ヒト以外の動物からの**異種**（xenogeneic）**細胞**の3つである．これらの細胞を培養して増殖，分化させ十分な量の細胞が得られる場合には，直接に**細胞移植**（cell transplantation）が行われる．このような方法が用いられる臓器や組織としては，皮膚，血液系細胞，心筋，網膜などがある．一方，採取できる細胞の量が十分でなければ，再生医工学的な手法によって細胞を足場に播種し，細胞を高密度に増殖させる必要がある．この操作を再生医療の分野では，特に**増幅**（expansion）と呼んでいる．細胞を体外循環系の中に設けられたバイオリアクターで培養・増幅させて再生臓器として利用することも可能である．この方法は，体内への細胞の移植（*in vivo* transplantation）に対して，**体外培養**（*ex vivo* culture）と呼ばれている．肝臓，膵臓などの実質臓器では，このような方法によって臓器機能を代行させることができる．さらに，障害された臓器の代わりに，実際の臓器に近い状態にまで増殖させた**再生組織**（regenerated tissue）あるいは再生臓器を移植することも試みられている．このような組織としては,歯周組織,骨,血管,心臓弁,軟骨,腱,膀胱などがある．

6.3 再生医工学の医・生物学的基礎

　これまでに述べたように，再生医療では，生きた細胞を採取して，主として体外で細胞の増殖と分化を人為的に誘導することによって，細胞，組織，器官そのもの，あるいはそれらの機能を再生して病気の治療を行うことを目的としている．このような本質からしても，この分野の研究の進歩は，細胞の発生と分化に関連する，細胞生物学，発生生物学，分子生物学などの医・生物学の広範な領域の学問によって支えられていることが理解できる．それらの概要を述べることは，本書の範囲外であるので，以下では最も基礎的な医・生物学の知識がどのように再生医工学と関わっているかに限って略述する．詳細は，それぞれの分野の専門書を参照いただきたい．（細胞培養関係のWebのリンクの例：http://jtca.umin.jp/Baiyo-link/ch-all/html）

6.3.1　幹細胞

　細胞を体外で培養する技術は1970年代に大きく進歩したが，最近では特に，細胞の発生と分化に関わる幹細胞の再生医学が急速に進歩している．

　われわれの体を形作っている60兆個の細胞は，もともとは1個の受精卵が分裂を繰り返し，特定の細胞の集団に分化して臓器，器官が形成される．この過程で，それぞれの臓器に固有の機能細胞に分化する"かなめ"となる細胞を**幹細胞**（stem cell）という．細胞分化の系譜の幹となることからその名がつけられたものである．幹細胞と呼ばれるには，図99に示すように，臓器固有の多数の細胞に分化し得る能力（**多分化能**; pluripotency; "pluri-"とは"多い"の意味の連結形）を有するとともに，分化の根幹が枯渇しないように自らを保存し，複製できる能力（**自己複製能**; self renewal）を有していることが証明されなければならない．受精卵が分化し始めた初期には，体を構成するすべての細胞を作る基となる多能性幹細胞が存在し，これを**胚性幹細胞**（embryonic stem cells; ES細胞）および胚性生殖幹細胞（embryonic germ stem cells; EG細胞）という．

これらの細胞はすべての細胞種に分化できるということから"万能"細胞と称されることもあるが，再生医療のオールマイティーなソースと考えるにはなお未解決の問題が多い．特にES細胞は，ふつうには受精卵から誘導されるので，ヒトのES細胞を利用する研究には倫理的な問題が避けられず，多くの国でその是非の論議がなされている．再生医工学の主要な対象となるのはむしろ，分化がさらに進んで特定の組織に分化する前の状態にある**組織幹細胞**ないし**体性幹細胞**（adult/tissue stem cell）である．

これまでに知られている組織幹細胞としては，**造血幹細胞**（hematopoietic stem cell），**上皮**（小腸粘膜，表皮などに関わるの意）**幹細胞**（epidermal stem cell），**神経幹細胞**（neural stem cell），**間葉系**（骨，軟骨，筋，脂肪組織に関わるの意）**幹細胞**（mesenchymal stem cell），**肝幹細胞**（hepatic stem cell）があり，ほかの臓器についても今後の研究によって幹細胞が同定されてくるであろうと考えられている．

図100に示すように，ES細胞，EG細胞から分化した組織幹細胞は，肝臓や神経，上皮組織などに分化する．また，骨髄中に含まれる間葉系幹細胞は，前駆細胞（precursor cellおよびprogenitor cell）を経て，線維芽細胞，軟骨細胞，心筋，骨などに分化する．

組織幹細胞はこれまでは，例えば造血肝細胞からは血液細胞が，また肝幹細胞からは肝細胞が分化するというように，臓器固有の細胞のみに分化する（正常分化）と考えられてきた．しかし，分化の枝を越えて，異なる細胞種に分化し得る（分化転換）ことが最近明らかになり，幹細胞生物学の新たな研究テーマとなっている．このような性質は組織幹細胞の可塑性（plasticity）と呼ばれている．

組織幹細胞を用いる再生医工学の研究対象としては，例えば間葉系幹細胞から軟骨細胞や心筋細胞を誘導する手法などが臨床応用の可能性がある研究として注目されている．また，図101に示すように，骨髄や臍帯血に含まれる幹細胞の再生医療の広範な分野への応用の可能性が期待されている．

また最近，受精卵などの生殖細胞を用いることなく，ヒトの皮膚などの体細胞からES細胞と同等の多分化能を持つ"万能"幹細胞を誘導する研究が大きな関心を集めている．この分野の研究では，分化を誘導する遺伝子をヒト

6.3 再生医工学の医・生物学的基礎

多分化能：
特定の組織に含まれる多種類の細胞に分化できる能力.原則として胚葉を越えた他組織への分化はできない.

自己複製能：
幹細胞のプールが枯渇しないように幹細胞を再び作る能力.

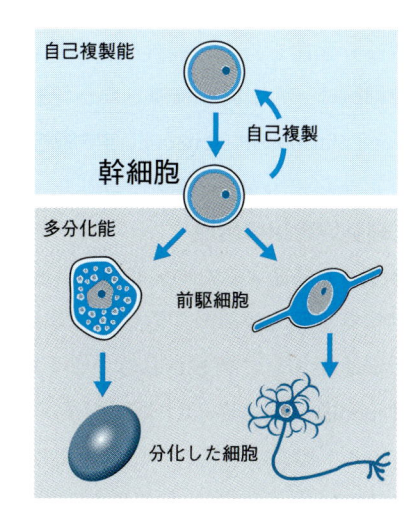

図99　幹細胞の定義

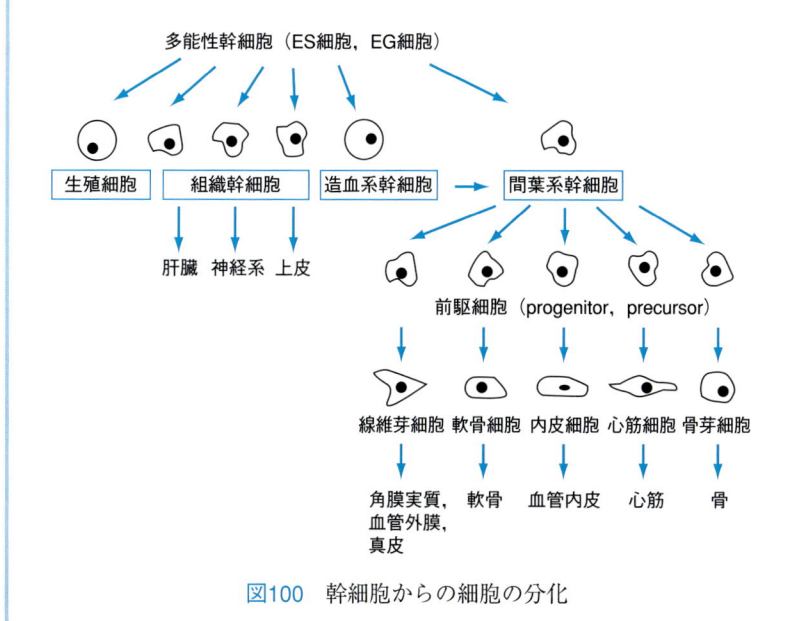

図100　幹細胞からの細胞の分化

の線維芽細胞などに導入することにより，高い増殖能と共に様々な細胞へと分化できる分化能を持つ万能幹細胞を樹立しようとする点に特色がある．このような細胞は，人工的に誘導された幹細胞という意味から，**人工多能性幹細胞**（induced pluripotent stem cell；iPS 細胞）と呼ばれている．

6.3.2 細胞培養用の培地

　細胞を体外で培養するためには**培地**（medium）は不可欠であり，その適切な選択が培養実験の成績を左右する．培地には通常，基礎となる培地に抗生物質や血清を添加して調整される．よく用いられる**最小基礎培地**（minimum essential medium；MEM）は，細胞が要求するグルコース，アミノ酸，ビタミン，ミネラル，脂質などを含み，浸透圧やpHが調整されている．しばしば用いられるMEMとしては，イーグル（H. Eagle）のMEM，ダルベッコ（R. Dulbecco）のMEM（D-MEM）がある．**血清**（serum）としては，ウシ血清（calf serum；CS），ウマ血清（horse serum；HS），ウシ胎児血清（fetal bovine serum；FBS あるいは fetal calf serum；FCS）などが5〜20％の濃度で用いられる．血清は高価であるので，血清を含まない**無血清培地**（serum-free；SF 培地）も各種のものが開発されている．

6.3.3 細胞外マトリックス：ECM

　生物の体は細胞だけで構成されているのではなく，細胞と細胞との間隙を埋めている物質もその重要な構成要素となっている．これらの物質は，図102に示すように，**細胞外マトリックス**（extracellular matrix；ECM）と総称される．ECMはいわば細胞の"天然の足場"となる物質である．このECMは線維性のタンパクと非線維性の糖タンパクとから成りたっている．このうち線維性のタンパクは，コラーゲンやエラスチンという**結合タンパク**（binding protein）のほかに，**接着タンパク**（**接着分子**；adhesion molecules）である**ファイブロネクチン**（fibronectin），**ラミニン**（laminin）から成る．また，非線維性の**プロテオグリカン**（proteoglycan）として，**グリコサミノグリカン**

6.3　再生医工学の医・生物学的基礎

筋ジストロフィー，
拡張型心筋症，
心筋梗塞の治療

骨髄，臍帯血

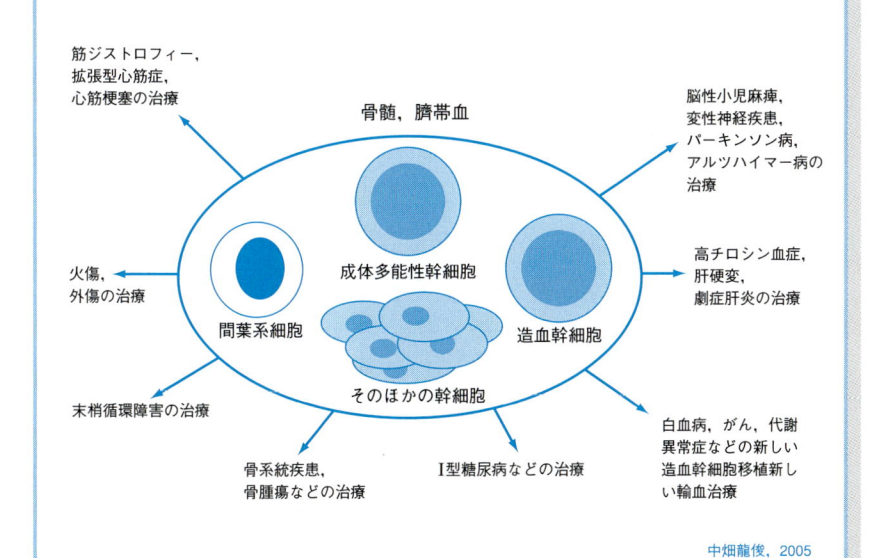

脳性小児麻痺，
変性神経疾患，
パーキンソン病，
アルツハイマー病の
治療

成体多能性幹細胞

火傷，
外傷の治療

間葉系細胞

造血幹細胞

高チロシン血症，
肝硬変，
劇症肝炎の治療

そのほかの幹細胞

末梢循環障害の治療

骨系統疾患，
骨腫瘍などの治療

I型糖尿病などの治療

白血病，がん，代謝
異常症などの新しい
造血幹細胞移植新し
い輸血治療

中畑龍俊，2005

図101　骨髄，臍帯血の利用の可能性

（glicosoaminoglican; GAG）も ECM の重要な構成成分である．多糖類である GAG には，**コンドロイチン硫酸**(chondroitin sulfate)，**ヘパラン硫酸**（heparan sulfate），**ケラタン硫酸**（keratan sulfate），**ヒアルロン酸**（hyalulonic acid）がある．

　ECM にはこのように多様な成分が含まれるが，これらは単に細胞の成長の足場として糊のような働きをしているだけでなく，胚の発生，細胞の分化，組織の形態形成や成長，遺伝子の発現，細胞の移動（mitosis），増殖，代謝や癌化などの多様な過程に深く関与していることが最近次々に明らかにされている．これらの細胞機能は臓器の「再生」と深く関わっているので，ECM の機能を適切に利用することが再生医工学の研究手法の要点になることがわかる．400 種以上もあるとされている ECM のうちで，これまでには半数程度しか同定されていないことからも明らかなように，今後，新しい ECM が発見されれば，再生医工学の手法も格段に進歩するものと考えられる．

　これらの ECM の主成分である**コラーゲン**（collagen）は，真皮，靭帯，腱，骨，軟骨などを構成するタンパク質であり，それ自身がこれらの臓器の再生の主役になる．このコラーゲンには I 型，II 型などと約 30 種類のタイプが知られている．細胞培養用のシャーレや足場基材をコラーゲンでコートすることは最も基本的な実験操作の一つである．接着分子は図 102 に示したように，コラーゲン線維の結合や細胞と細胞との結合や細胞同士の接着に関わっており，再生医工学においても最も重要な ECM である．また GAG は，軟組織が産生する主要な物質であるところから，再生医工学ではしばしば，細胞機能の評価の指標として用いられている．

6.3.4　サイトカイン

　過去 30 年の間に細胞間の情報伝達（signal transduction）物質の研究が飛躍的に進歩して，細胞機能を調節する新しい物質が次々に発見されている．これらの物質は，"細胞の機能を調節する物質" というような意味から，**サイトカイン**（cytokine）と総称されている．その実体は分子量が 1 万から数万程度の分泌性タンパク質である．同じように細胞間の情報伝達に関わっている**ホ**

6.3 再生医工学の医・生物学的基礎

プロテオグリカン
コラーゲン
ヒアルロン酸
細胞外
ファイブロネクチン
（レセプター）
インテグリン
細胞膜
シグナル伝達分子
細胞内骨格系因子
細胞内
↓
シグナル

線維性タンパク
（Fibrous Proteins）：
　結合タンパク　Binding Protein
　　コラーゲン　collagen
　　エラスチン　elastin
　接着分子　Adhesive Protein
　　ファイブロネクチン　fibronectin
　　ラミニン　laminin

非線維性タンパク
Non-fibrous Proteoglycans
（GAG 多糖類polysaccharides）：
　　コンドロイチン硫酸 chondroitin sulfate
　　ヘパラン硫酸　heparan sulfate
　　ケラタン硫酸　keratan sulfate
　　ヒアルロン酸　hyaluronic acid

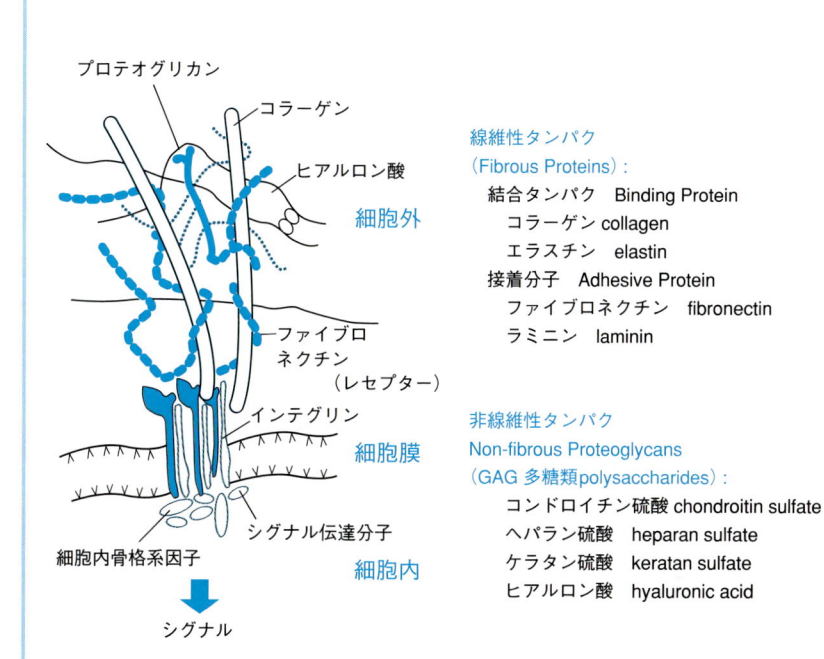

図102 細胞外マトリックス

ルモン（hormone）とは異なって，産生される臓器は明確ではなく，多くは局所的に作用している．

再生医工学の研究でしばしば用いられるサイトカインの例を表24に示す．これらのうち，**インターロイキン**（interleukin; IL）はこれまでに22種類のものが見出されており，インターロイキン・ファミリーと総称される．同様に，**インターフェロン**（interferon; IF）・ファミリーや**腫瘍壊死因子**（tumor necrosis factor; TNF），**エリスロポエチン**（erythropoietin; EPO）なども代表的なシグナル分子の例である．また**トランスフォーミング増殖因子**（transforming growth factor; TGF）は，細胞増殖・分化を制御し細胞死を促すことが知られている．TGF-βはこれまでに約40種類が見出されており，**TGF-βスーパーファミリー**を構成している．このスーパファミリーは3つのサブファミリーに分類され，**TGF-βファミリー**，**アクチビン**（activin）**ファミリー**，**BMP**（bone morphogenetic protein；骨形成因子）**ファミリー**と呼ばれている．TGF-βの主要な機能は細胞増殖の抑制作用である．また，アクチビンは赤血球の分化などに関係し，BMPは骨や軟骨の形成を促すサイトカインとして，再生医工学の様々な分野に深く関わっている．

サイトカインの中でも，特に細胞の増殖，成長に関わる因子は**細胞増殖因子**（growth factor；細胞成長因子）と呼ばれている．再生医工学の研究に用いられている代表的な細胞増殖因子としては，前記のBMP，TGFのほかに，**EGF**（epidermal growth factor；上皮細胞増殖因子），**FGF**（fibroblast growth factor；線維芽細胞増殖因子），**HGF**（hepatocyte growth factor；肝細胞増殖因子）などがしばしば用いられている．これらの物質以外にさらに強力な増殖因子が発見されれば，再生医工学の進歩がさらに加速されることが期待できる．特に肝細胞などのように体外での増殖が困難な細胞では，すでに見出されている細胞増殖因子では飛躍的な増殖促進効果が確かめられていないことから，有効な細胞増殖因子が発見されることによって，再生医療への応用の展望が大きく切り開かれると考えられる．

サイトカインは当初は，炎症系の調節因子として興味が持たれていたが，そ

表24　再生医工学的研究に用いられる代表的なサイトカイン

IL ;	インターロイキン	interleukins（IL-1～IL-22）
IFN ;	インターフェロン	interferons（IFNa, INFb, IFNg）
TNF ;	腫瘍壊死因子	tumor necrosis factor（TNF, TNFa）
LT ;	リンフォトキシン	lymphotoxin（LT, TNFb）
GM-CSF ;	顆粒球−マクロファージ・コロニー刺激因子 granulocyte-macrophage-colony stimulating factor	
M-CSF ;	マクロファージ・コロニー刺激因子 macrophage colony-stimulating factor	
G-CSF ;	顆粒球コロニー刺激因子 granulocyte colony-stimulating factor	
EPO ;	エリスロポエチン	erythropoietin
TPO ;	トロンボポエチン	thrombopoietin
SCF ;	造血幹細胞因子	stem cell factor
MCAF ;	単球走化活性化因子	monocyte activating factor
TGF ;	トランスフォーミング増殖因子 transforming growth factor（TGF-β）	
FGF ;	線維芽細胞増殖因子	fibloblast growth factor
EGF ;	上皮細胞増殖因子	epidermal growth factor
PDGF ;	血小板由来増殖因子	platelet-derived growth factor
NGF ;	神経細胞増殖因子	nerve growth factor
VEGF ;	内皮細胞増殖因子	vascular endothelial growth factor
LIF ;	白血病抑制因子	leukemia inhibitory factor
IGF ;	インスリン様増殖因子	insulin-like growth factor（IGF-1）

の後の研究によって，免疫／生体防御，炎症／アレルギー，発生・分化，細胞の形態形成，造血機能，内分泌，神経系の調節などの非常に幅広い細胞機能に関連し，従って再生医工学に密接に関与する物質である．サイトカインはその生物学的反応（細胞性免疫，抗体産生，炎症反応，アレルギー反応）を増強したり，逆に抑制するように機能する．また同じサイトカインでも，ある生物学的反応を一方では増強し，他方では抑制するなどの複雑な作用を果たしている．

6.4 足場基材に要求される性質

6.4.1 生分解性の足場基材

　細胞培養の足場としては，人工的な細胞外マトリックスとしてのバイオマテリアル（第5章5.3.1項参照）を用いることができる．再生医工学の手法によって再生された臓器が生体内に移植される場合には，炎症反応や発癌性などの生体適合性に問題が起こる可能性がある．このような材料では，一定の期間だけ，足場基材としての役割を果たして細胞が十分な量と密度で増殖した後に，足場材料が生体内で分解されるか，体内に吸収されることが望ましい．このような点から，**生分解性**あるいは**生体吸収性**（bio-degradable）の足場基材がしばしば用いられる．生分解性という場合は，体内の酵素や微生物の働きによって材料が分解されることを意味し，生体吸収性は，酵素的にあるいは非酵素的に体内で分解される性質を指している．

　天然高分子や合成高分子の一部は，生体内で比較的容易に分解されて生体のECMに置換される．これらの高分子では，その主鎖が加水分解あるいは酸化分解により切断されるためである．生分解性の天然高分子の代表的なものとしては，**ペプチド**（peptide），**多糖類**（polysaccharide），**リン酸エステル**（phosphoric ester），**エステル**（ester）などがある．ペプチドとしては，コラーゲン，ゼラチン，フィブリンなどが天然物質由来の生分解性材料として用いられる．天然の多糖類にも生分解性を示すものが多い．**アルギン酸**（alginic acid），**ヒアルロン酸**（hyaluronic acid），**キチン**（chitin），**キトサン**

表25　生分解性の脂肪族ポリエステル

$-(CH_2-\underset{\underset{O}{\|}}{C}-O)_n-$　　Poly (glycolic acid); PGA
ポリグリコール酸

$-(\underset{\underset{}{|}}{\overset{CH_3}{CH}}-\underset{\underset{O}{\|}}{C}-O)_n-$　　Poly (lactic acid); PLA
ポリ乳酸

$-((CH_2)_5-\underset{\underset{O}{\|}}{C}-O)_n-$　　Poly (ε-caprolacton); PCL
ポリ-ε-カプロラクトン

$-(\overset{CH_3}{\underset{}{|}}{CH}-CH_2-\underset{\underset{O}{\|}}{C}-O)_n-$　　Poly (β-hydroxylactic acid)
ポリ-β-ヒドロキシ酪酸

$-(CH_2-CH_2-O-CH_2-\underset{\underset{O}{\|}}{C}-O)_n-$　　Poly (p-dioxanon); PDS
ポリ-p-ジオキサノン

$-(\overset{CH_2COOH}{\underset{}{|}}{CH}-\underset{\underset{O}{\|}}{C}-O)_n-$　　Poly (α-malic acid)
ポリ-α-リンゴ酸

$-(\overset{COOH}{\underset{}{|}}{CH}CH_2-\underset{\underset{O}{\|}}{C}-O)_n-$　　Poly (β-malic acid)
ポリ-β-リンゴ酸

（chitosan）などがしばしば足場基材として用いられている．また，表25には生分解性の合成高分子として最も広く用いられている脂肪族のポリエステルの例を示す．この中では，**ポリグルコール酸**（polyglycolic acid; PGA），ポリ乳酸（polylactic acid; PLA），**ポリカプロラクトン**（poly（ε-caprolacton）; PCL）などが生分解性の足場材料としてしばしば利用されている．

6.4.2　3次元的足場基材

　再生医工学の基礎研究は，培養皿（シャーレ）の上での**単層培養**（monolayer culture）でなされることが多い．しかし，実際に臓器を再生するためには，次項で述べるように細胞を高密度に培養することが必要であり，**3次元的足場**（3-D scaffold）基材が必要となる．図103に示すように，再生する臓器・組織に合わせてシート状，チューブ状，組み紐状，あるいは骨などのような特定の形状に足場基材を成形して用いるなどの多くの試みがなされている．このほかにコラーゲンや多孔質のバイオマテリアルをスポンジ状に成形した足場も多く用いられる．図104に示すように，多孔質の基材は比較的容易に作製でき，なおかつ空隙率が90％以上にもなり，また平均の孔径を調節できるので，足場基材として有用である．このような足場基材を用いる際には，細胞を播種して高密度に培養するのに適した形状や大きさを考慮しなくてはならない．また，増殖した細胞を剥離して回収する必要がある場合が多いので，細胞との接着性を制御できることが望ましい．このような点から，例えば，温度変化によって材料の疎水性と親水性が制御できる，温度感受性のポリマーであるポリN-イソプロピルアクリルアミド（poly（N-isopropylacrylamidel; PIPAAm）を「細胞シート」として成形し，これを積層して足場基材とすることが試みられている．

6.4.3　薬物送達システムの利用

　薬物送達システム；DDS（drug delivery system）は，狭心症の治療薬であるニトログリセリンを徐放させて，経皮的に吸収させるために開発された薬物

6.4 足場基材に要求される性質

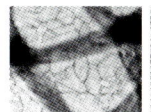

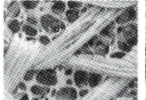

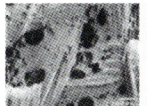

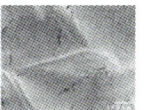

3次元担体における細胞の接着，増殖，分化および
細胞外マトリックス産生

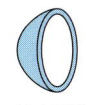

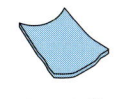

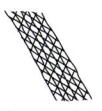

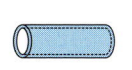

特定形状　　シート状　　組みひも状　　チューブ状

組織の形状制御

軟骨，骨，膀胱，皮膚，心筋，腱，靱帯，
血管，神経，食道，気管，腸など

陳　国平，2004

図103　3次元的足場基材の例

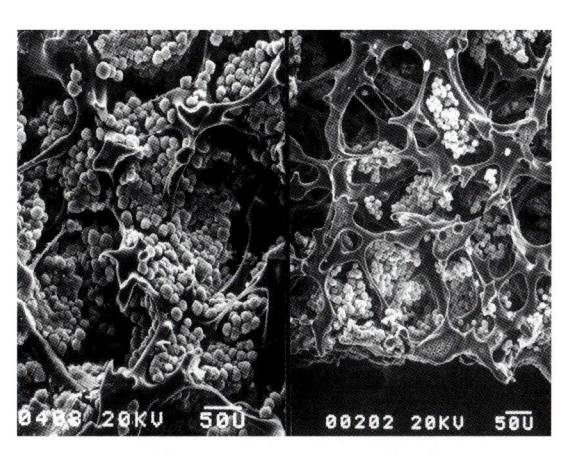

表面像　　　　　　　断面像

大島宣雄ら，1997

図104　多孔質の3次元的足場を用いて培養した肝細胞

が成果を上げたことから，薬物投与の新しい方法として開発され発展してきた技術である．現在では，図105に示すように，当初の目的であった**薬物の徐放**のほか，薬物の血管内での効力の**長寿命化**，薬物の**吸収促進**，制癌薬を標的細胞に狙い撃ちする**ターゲティング**（targeting）などの目的で様々な方法やシステムの開発が進められている．薬物を含有させるものをキャリアー（carrier）といい，形状的にはシートやヒドロゲル（hydrogel），マイクロカプセルなどに加工されて用いられる．最近ではナノテクノロジーの技術を応用して，nmのサイズでのDDSの構築にも興味が持たれている．例えば，ヒドロキシアパタイトのナノ粒子によって高分子をコーティングして，歯科や整形外科用の再生組織の足場基材とするなどの試みがなされている．

このようなDDSを再生医工学に利用する方法としては，必要な細胞増殖因子を生分解性の高分子ヒドロゲル，ゼラチンなどのキャリアー内に含ませて，持続的に放出させることによって細胞の増殖を容易にし，組織の再生を促進することが考えられる．また，塩基性線維芽細胞増殖因子（**b**asic **f**ibroblast **g**rowth **f**actor; **bFGF**）という，線維芽細胞や血管内皮細胞を増殖させる細胞増殖因子をヒドロゲルに含ませて徐放させ，血管新生を促して組織の再生を促進させることもできる．さらにTGF-βをゼラチンのヒドロゲルから徐放させて骨組織の再生を図るなどの試みがある．

6.5　臓器再生のためのバイオリアクター

再生医工学の手法によって細胞を体外（*in vitro*）で増殖させることが可能な，「"細胞"と"足場"と"シグナル分子"の適切な組合せによる培養系」が確立されたとしても，そのままでは臓器を再生することはできない．培養皿の上の培養の規模では，細胞の数も十分でないことに加え，生体の臓器が持つ3次元的に複雑な構造をまだ再構成できないからである．図106に示すように，生体は細胞→組織→器官というように階層構造を構成しているので，再生医工学的に臓器を再生させるためには，培養細胞系はそれが3次元的に

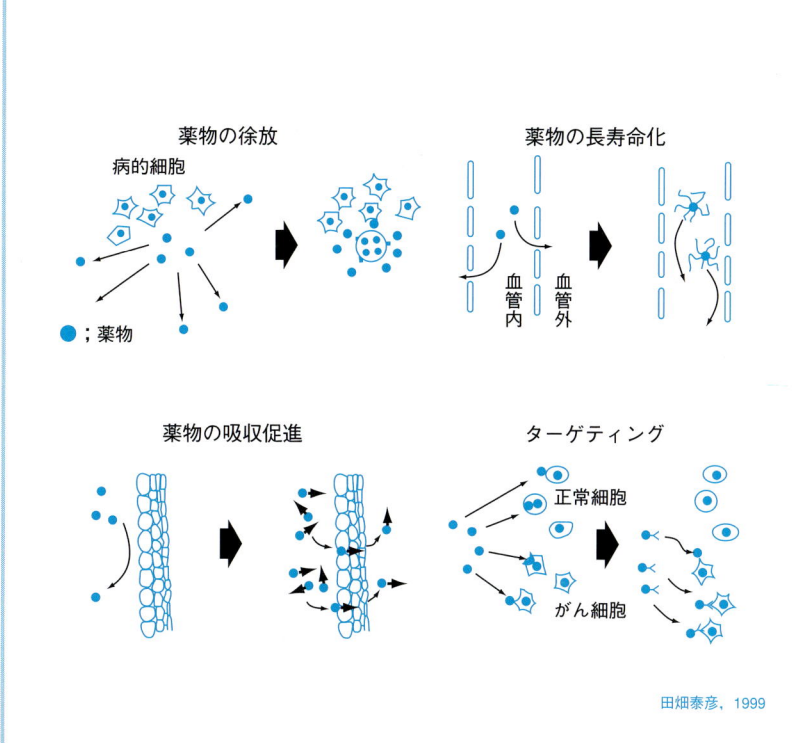

図105　薬剤送達システム；DDS

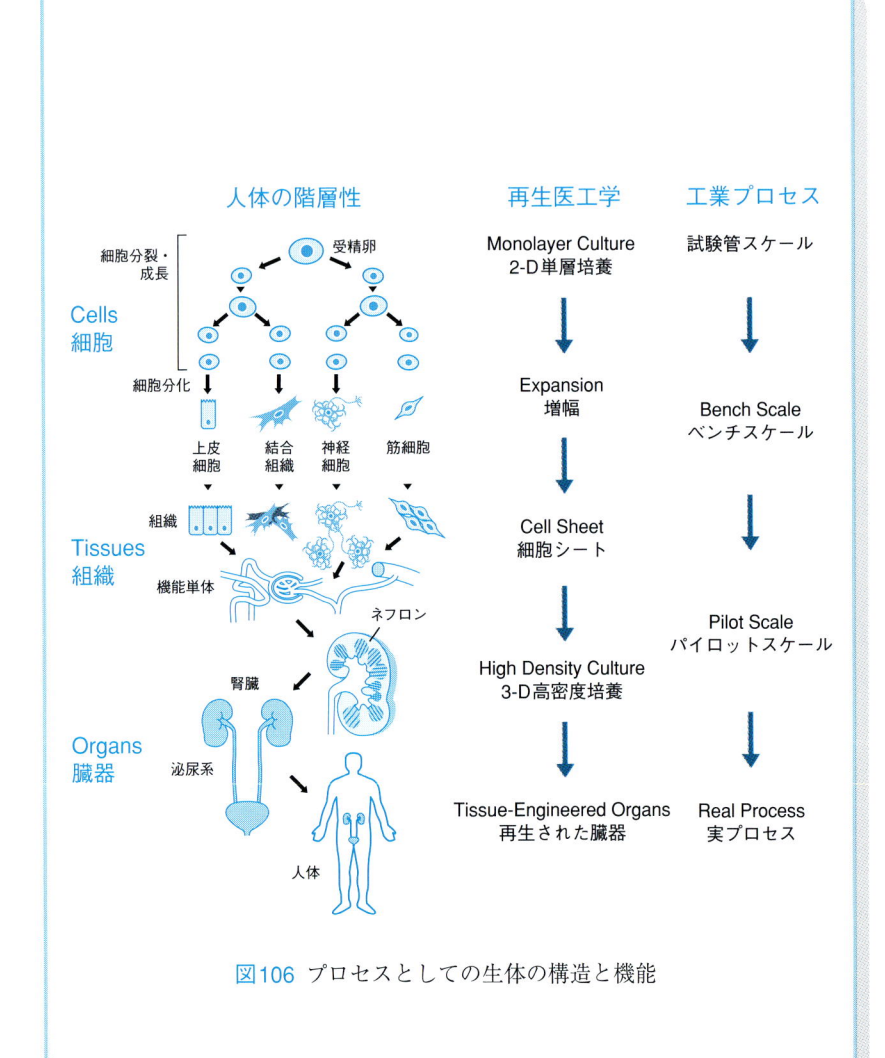

図106 プロセスとしての生体の構造と機能

6.5 臓器再生のためのバイオリアクター

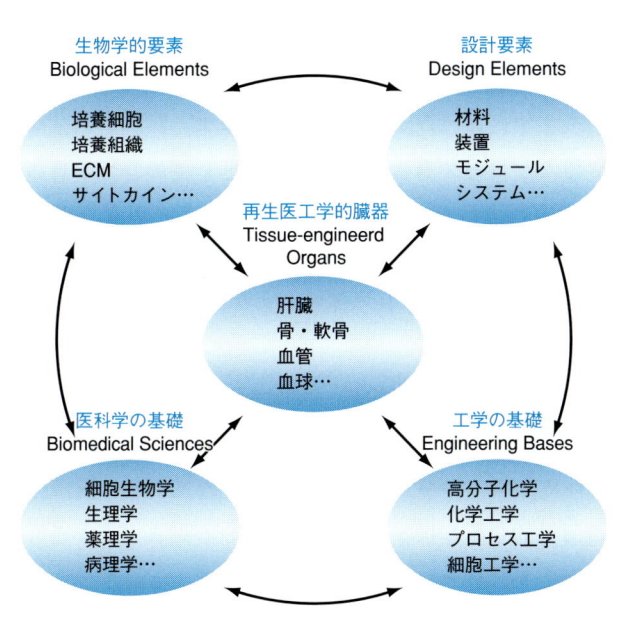

生物学的要素
Biological Elements
- 培養細胞
- 培養組織
- ECM
- サイトカイン…

設計要素
Design Elements
- 材料
- 装置
- モジュール
- システム…

再生医工学的臓器
Tissue-engineerd Organs
- 肝臓
- 骨・軟骨
- 血管
- 血球…

医科学の基礎
Biomedical Sciences
- 細胞生物学
- 生理学
- 薬理学
- 病理学…

工学の基礎
Engineering Bases
- 高分子化学
- 化学工学
- プロセス工学
- 細胞工学…

図107 再生医工学の4つの柱

まとまった構造を持つ**装置**ないし**モジュール**（module）（工作物の基本単位の意）として構成されてはじめて，人体の臓器に近い機能を果たすことが可能となる．再生医療の対象となる臓器が多様になり，肝臓，膵臓，腎臓のように構造や機能が複雑で，かつ容積が大きい臓器の再生が目標とされるようになると，このことは特に重要な要件となる．このような視点からすると，再生医工学的な手法によって再生される臓器は，人体というバイオプロセスを構成する一種の反応器すなわち**バイオリアクター**（bioreactor）とみなすことができる．このような特質を強調すると，図107に示すように，再生医工学の基盤技術としては，これまでに述べたような生物学的要素，医科学の基礎，工学全般の基礎に加えて，プロセスあるいはシステムとしての特性が考慮される必要がある．このようなプロセス工学的視点はこれまであまり重視されてこなかったが，次項で例示するように，再生臓器を開発する上で不可欠な基盤技術を構成していることに留意する必要がある[12]．

6.5.1 バイオリアクターの諸型式

　ヒトの細胞を含む動物細胞の培養のためのバイオリアクターとしては，図108に示すように，多くの型式のものが開発されており，醗酵工業や生物化学工業などの工業的な用途に広く用いられている．まず，浮遊性細胞の培養のためのバイオリアクターとしては，**灌流培養**（perfusion culture）法によるバイオリアクターが広く用いられている．この形式では，培地中に懸濁させた細胞に酸素や栄養を供給するため，通気と培地の撹拌が必要になる．灌流培養と呼ぶ所以は，細胞を培養槽内に保持しつつ，新鮮な培地を連続的に供給すると共に同量の培地を抜き取る連続培養を行うことにあり，この灌流操作によって老廃物の蓄積による細胞の生育阻害を防ぐことができる．図108aは**通気撹拌槽型**（stirred tank）と呼ばれる最も基本的なバイオリアクターの形式である．この形式では，気泡により培地がゆるく撹拌され，細胞と培地は重力により分離される．細胞と培地の分離のためにフィルターを設置している形式もある．このほかに，**エアリフト**（air-lift）型と呼ばれる通気撹拌槽の

6.5 臓器再生のためのバイオリアクター

a 通気撹拌槽型

b 気泡塔型

c ホローファイバー型

d 回転円板型

e 流動層型

f 充填層型

図108 バイオリアクターの例

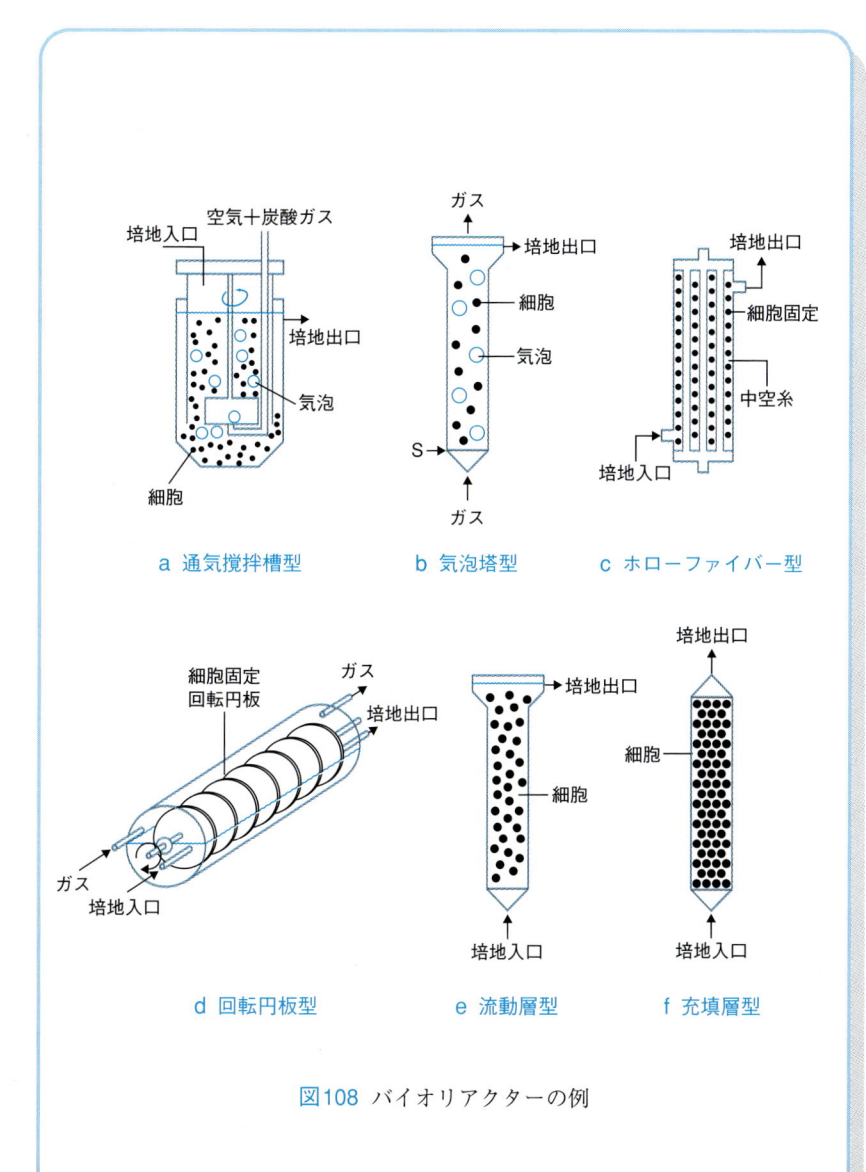

方式の一種では，撹拌槽の内部にドラフトチューブという筒を装着することによって，気泡を含む密度の低い懸濁液がドラフトチューブ内を上昇してチューブ上部で細胞と培地が分離され，培地がチューブの外側を下方に流れて循環する方式も用いられる．

　接着性細胞のバイオリアクターとしては，撹拌によって細胞が損傷を受けるのを防ぐために，機械的な撹拌は行わず，通気した気泡によってゆっくりと細胞を含む培地を撹拌することが多い．図108bに示すように，このような形式では，リアクターの直径と高さの比が大きく，塔のようにみえるところから**気泡塔**（bubble column）と呼ばれる．第5章で述べた気泡型人工肺はその典型である．図108cは**ホローファイバー**（中空糸あるいは中空繊維；hollow fiber）形式と呼ばれ，人工腎臓やバイオ人工肝臓などで広くみられる形式である．細胞培養用のバイオリアクターとして用いる場合には，ファイバーの束の内側あるいは外側の空間に培地と細胞を入れ，反対側を流れる培地または血液と接触させる．図108dは，**回転円板**（rotating disc）形式と呼ばれるもので，細胞をヒドロゲルなどで包埋・固定化した円板を水平回転軸の周りに回転させて培地と接触させる方式である．図108eは**流動層**（fluidized bed）形式と呼ばれ，リアクター内で固定化細胞が浮遊した状態で存在している．図108fは固定化された細胞を塔型リアクター内に密に充填させるところから，**充填層**（packed bed）型バイオリアクターと呼ばれる．

　接着性の細胞は，足場となる基材の表面に通常は単層状になって増殖・生育している．従って，細胞を高密度で培養するためには，十分な表面積を持つ足場基材が必要となるので，単位培養液容積（V）当りの表面積（S）の比（S/V）ができるだけ大きなバイオリアクターが望ましい．S/Vの値は，通気撹拌槽，気泡塔では $100 \sim 200 \mathrm{~cm}^{-1}$ 程度であるのに対し，ホローファイバー型では $25 \mathrm{~cm}^{-1}$ と1桁程度小さくなるのがふつうである．充填層型は気泡型と同程度以上のS/Vの値を持ち，流動層，回転円板型などのリアクターでは気泡塔よりS/V値はかなり小さく，ホローファイバー型に近い値になると考えられる．

6.5.2 バイオリアクターの再生医工学への応用

次項で述べるように，これまでにすでに臨床応用の段階に達している「再生臓器」は，主に2次元的な組織である皮膚や比較的容積の小さい軟骨などに限られている．一方，肝臓，膵臓や腎臓などのように主に代謝系の臓器は，臓器の容積も大きく，その臓器を再生するには大量かつ高密度に細胞を培養する必要がある．動物細胞用のバイオリアクターは，微生物や植物細胞の培養に用いるものに比べて，①細胞の増殖速度が遅いこと，②ずり応力（5.3.4項参照）などの物理的な外力により細胞が障害されやすいことなどの問題があり，先駆的な多くの試みにも拘らず，日常的な臨床応用に耐え得るような性能のよいバイオリアクターは未だほとんど完成していないといえる．

再生医工学では様々な型式のバイオリアクターが用いられていることは，人工肝臓を例にとるとよく理解できる．ここで肝臓に注目する理由は，その重量が約1,500 gと人体では最大の内臓臓器であることに加えて，解剖学的な構造も複雑であり，高度な代謝機能を果たしていることによる．第5章5.6.2項で述べたように，肝臓を再生することは"究極の再生臓器"を開発することにも喩えられる困難な課題であり，プロセス工学的な視点の必要性をよく示している．

遊離した初代培養**肝細胞**（hepatocyte）の培養系を利用するバイオ人工肝臓の開発の初期には，先に図108a，bに示した通気撹拌槽型や気泡塔型を利用する浮遊培養方式のバイオリアクターが多く用いられてきた．しかし肝細胞は接着性細胞であるので，細胞が増殖する足場を持たないこの方式では，肝細胞が急速に生存活性を失うという本質的な欠点がある．また，培地に酸素を供給するための通気とゆるい撹拌操作が細胞にずり応力を作用させて細胞の傷害の原因となるので，長時間の培養には適さず，次第にほかの方式が主流となった．

1970年代から**ホローファイバー型**モジュールの製造技術が確立され，人工腎臓などの血液浄化法において標準的な装置形式として広く用いられるようになったところから，多くの研究者がこのモジュールの人工肝臓への応用を試みている．図109aに示すモジュールは，I型コラーゲンで被覆したホロー

ファイバー型の市販のカートリッジの中空糸の内腔に肝細胞を含む培地とコラーゲンの懸濁液を満たしたものである．コラーゲン相が収縮するとファイバーの内腔に隙間ができるので，この隙間と中空糸外側のスペースに培地が灌流される構造となっている．また，同じくホローファイバー型式のモジュールを用いて図109bに示す形式のバイオ人工肝臓システムが開発されている．ここでは，肝細胞を中空糸に直接に固定するのではなく，コラーゲンで被覆したデキストランのマイクロキャリア・ビーズに接着させて中空糸の外側に充填し，膜を介して灌流培地と接触させる方式としている．また，肝細胞の接着をよくするため，中空糸の外表面はマトリゲル（Matrigel）という細胞外マトリックスで被覆するなどの工夫がなされている．一方，肝細胞が増殖しにくいという難点を克服するため，肝癌組織由来の細胞株を細胞のソースとして用いる試みもある．ホローファイバー方式のモジュールは，バイオリアクターとしての形式は確立されているとはいうものの，①物質交換のための膜面積／装置容量比（S/V比）には自ずから限界があるので，十分な代謝機能を発揮することができないことや，②装置の規模を段階的に大きくしていく**スケールアップ**（scale-up）が容易でないなどの欠点がある．

これに対し，著者らは図110に示す**充填層型**のバイオリアクターを用いる人工肝臓を開発してきた．この方式の特徴は，①肝細胞の培養の足場基材として，非常に多孔質の基材であるポリビニールフォルマール（polyvinyl formal; PVF）を用いることによって3次元的な培養環境を実現すること，②この基材を密に充填してバイオリアクターを構成し，基材に接着された細胞と培地との間で物質交換を行わせようとすること，の2点にある．充填層という方式の利点は，①S/V比を比較的大きくとれること，②スケールアップが容易であること，③モジュールの滅菌などの取り扱いが容易であることなどであり，ほかの形式に比べメリットは大きい．これらの実験で確かめられた細胞の培養密度は，図110のはめこみ円内に示すように，$1\,cm^3$のPVF当たり10^7個の肝細胞のレベルに達し，生体内の状態に近い高い細胞密度が達成された．この値から単純に外挿すると，容積にして$10^3\,cm^3$のオーダーのPVFを充填し

6.5 臓器再生のためのバイオリアクター

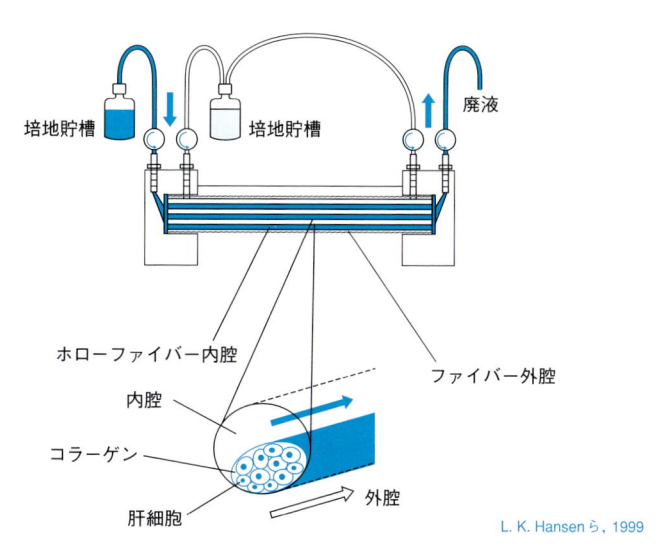

図109a ホローファイバー型バイオ人工肝臓の例 (1)

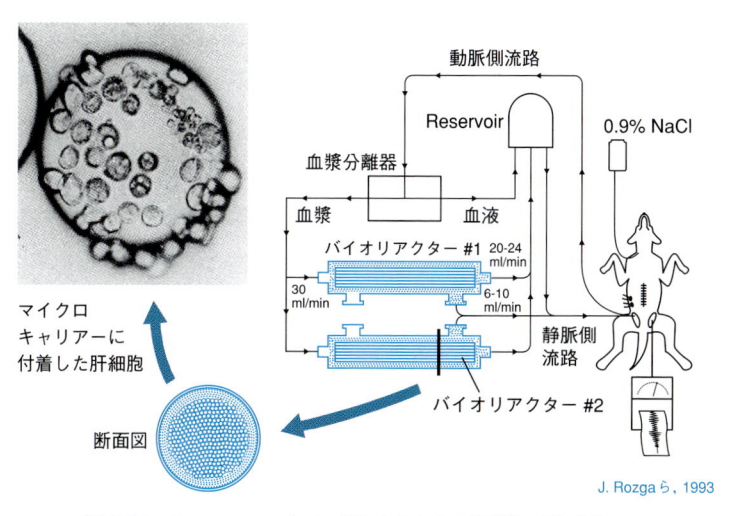

L. K. Hansen ら, 1999

図109b ホローファイバー型バイオ人工肝臓の例 (2)

J. Rozga ら, 1993

たバイオリアクターにまでスケールアップを行えば，生体の肝機能は十分に代行できる可能性がある．肝細胞培養の足場基材として，同じく多孔質の基材であるポリウレタン・フォーム（polyurethane foam）を用いる試みもある．

また，**流動層型式**もバイオ人工肝臓への応用が試みられている．この型式は，粒状の固相が液相中でゆるく流動することによって固相-液相間の物質移動が促進されるという特徴があり，固定化酵素用のバイオリアクターとして広く用いられている．この場合には，肝細胞を直径1 mm程度のアルギン酸カルシウムのヒドロゲルのビーズに包埋・固定化し，そのビーズを液相中に懸濁浮遊させ，最適な灌流速度を選ぶことによってビーズを流動させている．ゲルによる包埋は，細胞を固定するだけでなく，異種動物の細胞を用いた場合の免疫隔離が可能になる利点がある．筆者らもかつて，肝細胞をアルギン酸カルシウムに包埋して円板状に成形し，これを水平回転軸の周りに回転させる**回転円板型**（図108d 参照）のバイオ人工肝臓を試作し，その性能を検討した．ゲルによる包埋によって肝細胞は円板の回転によるずり応力から保護されるために，細胞の生存活性の低下が少ないことはこの方式の利点といえるが，S/V比は必ずしも大きくはないことが欠点である．また，培地の酸性度が変化するにつれてゲルが融解するため，長時間の灌流には不適であると判断された．従って，このような方法を用いる場合には，ゲルを不溶性のカプセルでさらに被覆するなどの改良が必要と思われる．ゲルによる包埋法は，膵臓のランゲルハンス島細胞を二重にカプセル化してバイオ人工膵臓を開発する試みなどにも用いられている．必要な培養細胞の量が多くない場合には，適当なバイオリアクターを構成できる可能性がある．

以上のように，肝臓を再生するという目的に限っても，様々な型式のバイオリアクターが用いられており，足場材料と細胞の接着をよくするために各種の細胞外マトリックスで被覆するなどの工夫がなされていることがわかる．

6.5 臓器再生のためのバイオリアクター

図110 充填層型バイオ人工肝臓の例

中央の筒状の容器の中には，PVFという多孔質の樹脂が充填されており，その表面および内部の孔に肝細胞が接着されている．培地は容器低部から上方に灌流されて肝細胞と接触し，代謝反応が行われる．円内はPVF樹脂表面に固定化された肝細胞の走査電顕写真を示す．(口絵2参照)

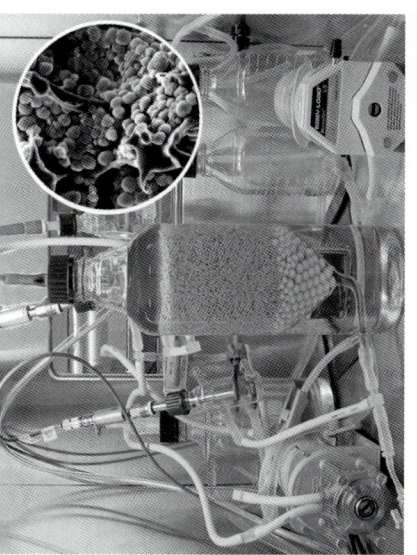

大島宣雄，2005

6.6 各種臓器の再生医療

これまでに述べた再生医工学の手法によって，様々な「**再生された臓器（再生臓器；tissue-engineered organ）**」が開発され，その一部はすでに多くの患者に実際に臨床的に応用されている．人工皮膚は，1979年のグリーン（H. Green）らの先駆的な研究によって，早くから実用されたものの代表例である．また，BMP（6.3.4項参照）という有用な細胞増殖因子が利用できるようになったことから，歯周組織，骨・軟骨の再生臓器の実用化も進んでいる．また，最近の研究によって，軟骨，網膜，心臓弁，心筋などの組織の再生臓器の臨床応用が試みられ始めており，今後の研究の進歩が待たれている．

6.6.1 皮膚の再生

皮膚は全身を覆っているので，ある意味では人体で最大の臓器であり，組織学的には，**表皮**（epidermis），**真皮**（derma），**皮下組織**（subcutaneous tissue）から成る．真皮にはコラーゲンやグリコサミノグリカンを主成分とするECMが豊富に存在し，それに接着した状態で**線維芽細胞**（fibroblast）が存在している．表皮と真皮の境界には基底膜があり，その上の**角化細胞**（分裂能力のある表皮細胞；keratinocyte）が分裂を繰り返して，形態を変えた細胞が上層へ押し上げられ皮膚がたえず再生されている．

重症の熱傷（火傷）は生命の危険にさらされるほか，糖尿病性の皮膚の壊疽，褥瘡，ケロイド，巨大色素性母斑，刺青の治療には，**人工皮膚**（artificial skin）ないし**皮膚代替物**（skin substitute）が切実に要求される．図111に示すように，再生医工学的な培養皮膚代替物は大別して3種類あり，角化細胞を利用したものを「**培養表皮**」，線維芽細胞を利用したものを「**培養真皮**」，角化細胞と線維芽細胞を利用したものを「**培養皮膚**」と呼び，図111中に示すような商品がすでに開発されている．

自家または同種角化細胞を利用する培養表皮は，足場支持層としてマウス由来の3T3細胞という線維芽細胞などの上で角化細胞を薄いシート状にして

6.6 各種臓器の再生医療

シグナル分子
VEGF, bFGF, KGF, HGF, IL-6, TGF-b

足場材料
不織布など、コラーゲン、コラーゲン・スポンジ、ヒアルロン酸スポンジ

表皮細胞 → 培養 → 足場 → 培養表皮 … 市販の人工皮膚の例 Epidermal Cell Sheet Epicel

線維芽細胞 → 培養 → 足場 → 培養皮膚 … Tissue-engineered Skin Apligraf

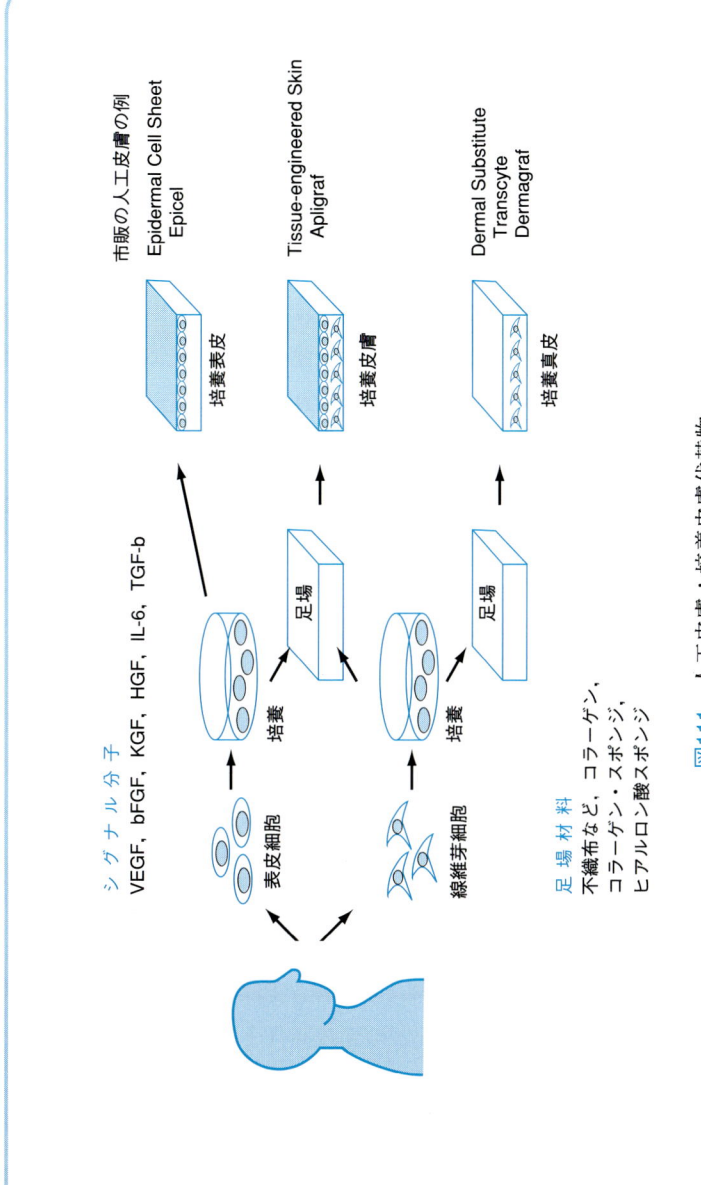

→ 培養真皮 … Dermal Substitute Transcyte Dermagraf

図111 人工皮膚；培養皮膚代替物

注：KGF：ケラチノサイト増殖因子；keratinocyte growth factor

3～4週間培養して作製される．培養真皮に用いられる線維芽細胞は，それ自身はシート状にならないので，足場として各種のECMが用いられる．培養皮膚は，グリコサミノグリカンを少量含有したコラーゲン・スポンジなどの下層面に線維芽細胞を播種し，上層面に角化細胞を播種して培養して得られる．

6.6.2　骨，軟骨の再生

　脳外科における開頭術や整形外科における骨折や腫瘍切除後，あるいは歯科領域での歯周病などによる広い範囲の骨欠損は治療が難しい疾患の一例である．これまでは，自家骨や同種骨の移植や，前章で述べたようなバイオマテリアルを用いる方法が試みられてきたが，それぞれに問題があり，骨の再生医療の進歩に対する期待が大きい．

　骨組織の再生の代表的な戦略として期待されているのは，図112に示すような**人工骨**（artificial bone）であり，再生医工学的手法により，培養骨を作成して移植する，あるいは骨分化誘導因子をゆっくりと放出することにより，新生骨を再生させて欠損部を補填する方法である．すでに一部の医療施設で臨床応用が試みられている．

　このような目的で骨を再生させる際に用いられる細胞としては，間葉系幹細胞が主なものである．すでに述べたように間葉系幹細胞は，主要には骨髄から得られるほか，骨格筋，皮膚，末梢血，脂肪組織，滑膜などの結合組織にも含まれている．間葉系幹細胞を培養する代表的な足場素材としては，生体に吸収されない生体非吸収性材料（チタンなどの金属やヒドロキシアパタイトなどの多孔性のセラミックス）および生分解性材料（ポリ乳酸；PLA，ポリ酪酸；PGA，ポリ乳酸－ポリ酪酸共重合体；PLGA）などの合成高分子材料，アテロコラーゲン，キトサンなどの生体高分子材料，バイオセラミックスが試みられている．骨分化を誘導するシグナル分子としては，BMP，TGF，FGFが有効であることが示されている．これらの因子によって，骨芽前駆細胞から骨芽細胞を経て骨細胞への分化が誘導される．

　一方，**軟骨**（cartilage）は骨と骨の間のクッションとして，あるいは耳，鼻，

6.6 各種臓器の再生医療

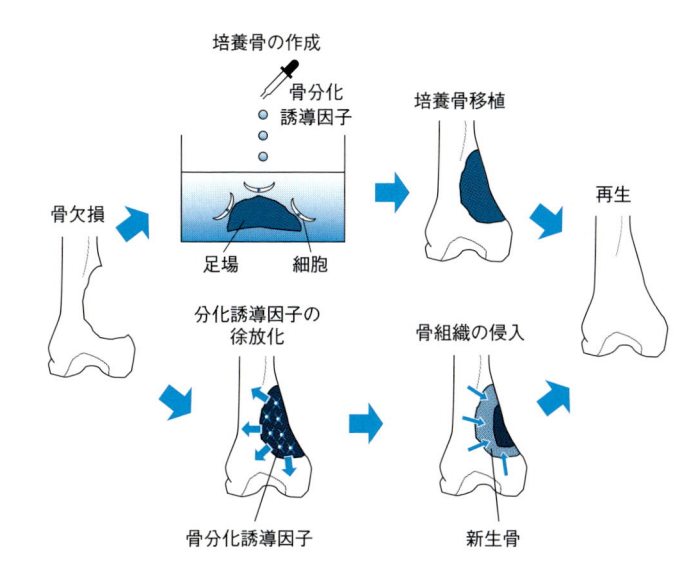

1) BMP（bone morphogenetic protein）
- 異所性の骨形成能
- in vitro, in vivo での骨分化誘導に使用
- 海外ですでに臨床応用

2) FGF（fibroblast growth factor）
- 細胞増殖促進と分化抑制作用
- in vitro で幹細胞の培養に使用
- in vivo で周辺組織からの細胞導入に使用
- 長管骨の骨形成能

3) TGF-β（transforming growth factor β）
- 癌抑制遺伝子
- 特定の条件下で骨形成能
- 主に in vivo での骨分化誘導に使用

4) デキサメサゾン／リン酸／ビタミンC
- 骨分化誘導培養地に使用

松原全宏ほか, 2004 改変

図112 骨の再生

気管などの形状を保つ上で重要な働きをしている．加齢に伴い軟骨が変性する変形性関節症，関節リューマチなどの炎症性疾患や腫瘍手術後の軟骨の欠損に対し，これまでは自家軟骨移植や人工関節の置換が行われてきたが，問題点が多く，軟骨組織の再生が望まれている．

軟骨の再生に用いられる細胞のソースは骨と同様に間葉系幹細胞である．軟骨細胞（chondrocyte）への分化を誘導するシグナル分子としては，図113に示すように，BMP，TGF，デキサメサゾンなどがある．軟骨細胞は軟骨のECMを生産し維持するために特殊化した細胞であり，単層培養での連続的な増殖を続けていくと分化形質を失い**脱分化**（de-differentiation）した細胞となる．脱分化細胞も高密度3次元培養や適当なシグナル分子によって**再分化**（redifferentiation）を誘導することができる．再分化の誘導には，図113に示すように，①適切なシグナル分子の選択，②高密度で3次元的な培養基材の利用のほか，③微小重力を利用する回転式バイオリアクター，④加圧培養，⑤低酸素下の培養などが試みられている．

6.6.3 血管の再生

血管の再生に対する再生医工学的なアプローチには2つの方向がある．その一つは，前章で述べた人工血管の欠点を補うためのハイブリッド型人工血管（再生人工血管）であり，他は血管を新生させて心筋梗塞などの虚血性心疾患の治療を行うことを目的とするものである．

血管は，一層の**内皮細胞**（endothelial cell）と**中膜**（media）および**外膜**（adventitia）から構成されている．**再生人工血管**（tissue-engineered blood vessel）を作成する例としては図114に示すような方法がある．ここでは，内皮細胞は血管壁からコラゲナーゼ法または機械的な剥離法により採取している．線維芽細胞および平滑筋細胞は，コラゲナーゼ法により血管壁外膜から採取して培養する．これらの細胞をECMとしてのコラーゲンを用いて培養するとゲル状の管状構造が得られる．このようにして生体内の血管構築をリモデリングして血管壁を再構築する方法は，人工血管として利用できることが

6.6 各種臓器の再生医療

3次元足場

分 化
TGF-b, insulin, TGF-b, BMP-6,
dexamethasone, Sox5, 6, 9
など

微小重力リアクター
加圧培養, 低酸素培養,

増 殖
FGF-2, IGF-1, TGF-β
など

軟骨細胞

間葉系幹細胞

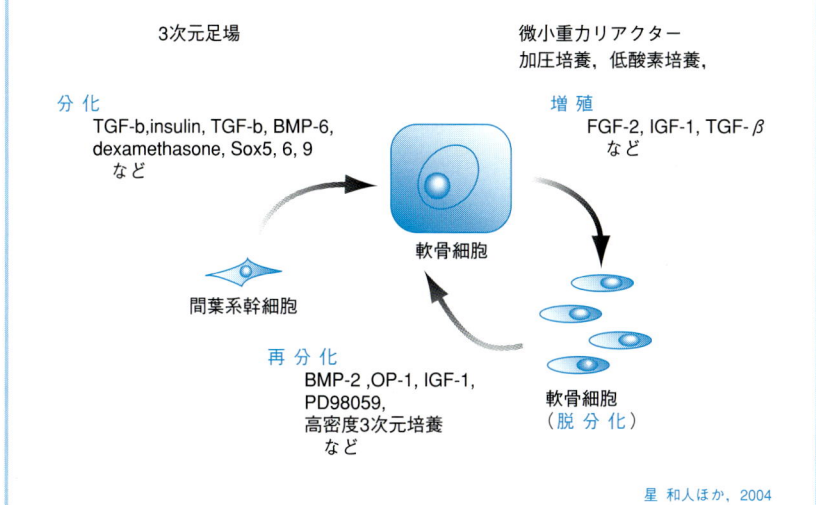

再 分 化
BMP-2, OP-1, IGF-1,
PD98059,
高密度3次元培養
など

軟骨細胞
（脱分化）

星 和人ほか, 2004

図113 軟骨細胞の分化, 脱分化, 再分化
軟骨細胞は, 単層培養を続けていくと脱分化した細胞になる. この培養系に適切なシグナル分子や培養環境を変えて培養すると, 細胞は軟骨細胞に再分化する.

動物実験によって示されている．

　一方これとは別に，最近の研究によって，混合静脈培養細胞あるいは骨髄細胞を生分解性のポリグルコール酸（PGA）-ポリ乳酸（PLA）共重合体の足場の上で培養した再生人工血管を肺動脈や大動脈の置換の臨床に応用できることが示された．特に，小児の心臓疾患の治療では，手術後の患者の成長に伴って，再生された臓器のサイズが大きくなることが求められるので，生分解性材料の特徴が生かされることになる．

　血管を新生させることによって臓器の再生を図ることは，心筋梗塞などの虚血性心疾患や動脈硬化による閉塞性動脈硬化症などの多くの疾患への応用が期待できるので，極めて多くの研究がなされており，一部は実際の治療にも応用されている．

　組織学的にみた血管の発生は，中胚葉細胞から血球血管芽細胞または血管芽細胞と呼ばれる前駆細胞から分化することにより起こると考えられている．この前駆細胞が原始血管叢（そう）を形成する血管新生過程は**血管発生**（vasculogenesis）と呼ばれる．これに対して，既存の血管の内皮細胞が各種のシグナル分子などによって刺激されて管腔が形成される過程は**血管新生**（angiogenesis）と呼ばれる．血管内皮細胞増殖因子（vascular endothelial growth factor; VEGF）は，代表的な血管新生のシグナル分子として1994年から血管新生療法に利用されている．そのほか，顆粒球単球コロニー刺激因子（granulocyte macrophage colony-stimulating factor; GM-CSF），SDF-1（stromal derived factor-1），bFGF，HGFなどのサイトカインを利用する遺伝子治療が急速に進歩している．

6.6.4　血液の再生

　健康な成人の体内では，1日当たり数千億個の血液細胞が産生されているが，これは図115に示すように，骨髄に含まれる造血幹細胞によって維持され，供給されている．この造血機能が障害される白血病などの血液疾患では，**骨髄移植**（bone marrow transplantation）が有効であることが示されているが，その治療には，HLA（human leukocyte antigen）抗原の一致したドナーの存在

6.6 各種臓器の再生医療

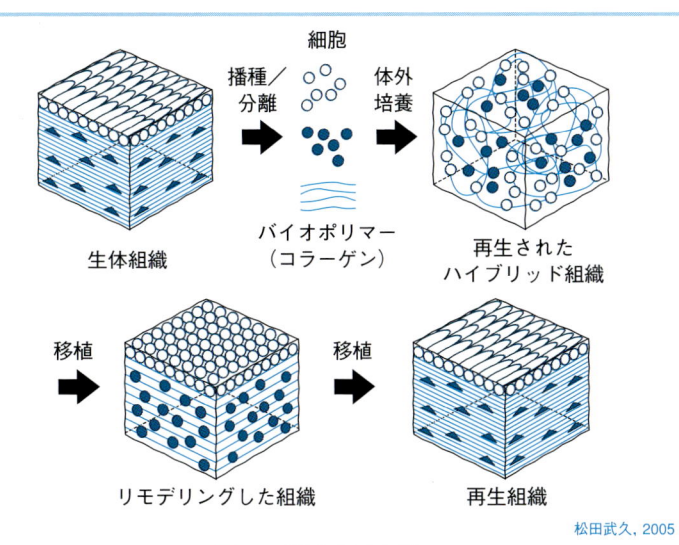

図114 再生人工血管

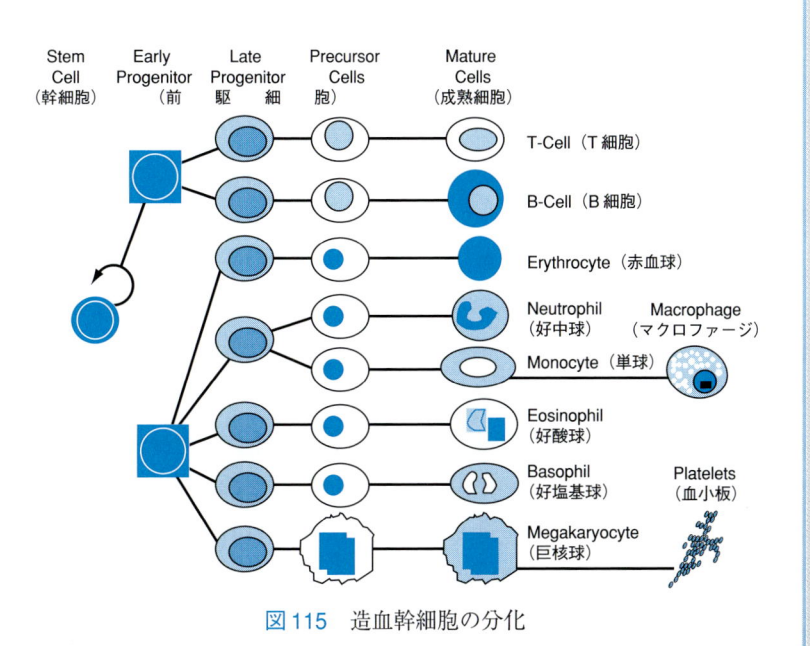

松田武久, 2005

図115 造血幹細胞の分化

が不可欠であるほか，ドナーへの負担が大きいなどの問題がある．このような点から，近年，**臍帯血移植**（cord blood transplantation）が注目され，臍帯血の凍結保存が世界的に普及している．

　臍帯血は，図 116 に示すように，新生児の"へその緒"すなわち臍帯（umbilical cord）の中に含まれる 60〜100 ml 程度の胎児の血液であり，これまでは分娩後に廃棄されていた．しかし臍帯血の中には，造血幹細胞や間葉系幹細胞が豊富に含まれているところから，白血病や再生不良性貧血などの治療に利用できることが明らかになった．このような目的で臍帯血を凍結保存して再生医療に用いることが 1990 年代から普及している．そのために，図 117 に示すような，公的あるいは私的な臍帯血バンクが各地に設立されている．臍帯血移植の問題点は，得られる幹細胞の量が限られていることであり，解凍後の幹細胞を体外で増幅する技術を確立することが必要となる．そのための再生医工学的な方法としては，適当なサイトカインを添加して培養・増幅する方法や，ストローマ細胞（stromal cell）という，造血細胞の増幅・維持を支持する細胞との共培養が試みられている．用いられるサイトカインは幹細胞因子（stem cell factor; SCF），トロンボポエチン（thrombopoietin; TPO），VEGF リセプターの一種である Flt-3 リガンドが標準的な因子と考えられている．また，遺伝子導入による造血細胞の増殖促進も併用される．

　著者らは，骨髄細胞や臍帯血に含まれる造血幹細胞を有効に増幅させることができる培養方法の検討を行ってきた．骨髄細胞の培養の 3 次元的な足場基材として，図 110 に示した，充填層型バイオ人工肝臓に用いたと同じ PVF 樹脂を用い，また細胞増殖因子としては EPO，SCF，IL-3 IL-6 を用いて 2 週間培養した結果，図 118 に示すように，培養皿を用いただけの場合よりも，PVF を基材とする培養系に増殖因子を添加した方が骨髄細胞をより有効に増幅できることを確かめた．足場とシグナル分子の適切な選択が重要であることを示唆する例の一つと考えられる．

6.6 各種臓器の再生医療

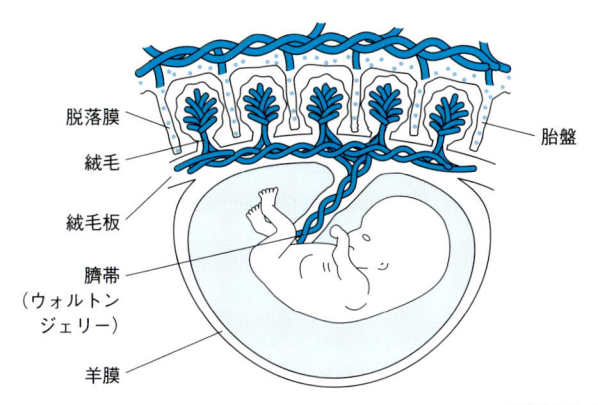

脱落膜
絨毛
絨毛板
臍帯
（ウォルトン
ジェリー）
羊膜
胎盤

高橋惟夫ら，2006

図116 臍帯血の凍結保存
臍帯血の中には造血幹細胞や間葉系幹細胞が多く含まれている．出産時にこれを採取し，凍結保存する．

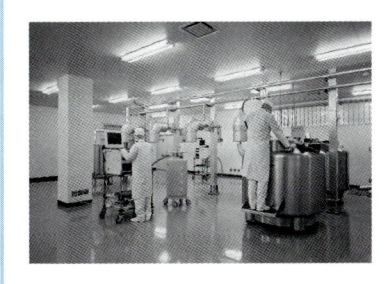

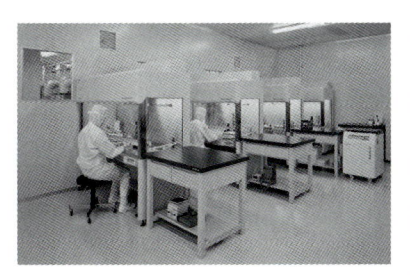

写真提供：つくばブレーンズ（株）

図117 臍帯血保存バンク
臍帯血を凍結保存して，再生医療の目的に供することを目的とした私的臍帯血バンクの例．

6.6.5 そのほかの臓器の再生

角膜(cornea)は眼球の表面に位置する透明な組織であり,角膜が混濁すると著しい視力障害が起こる.その治療のために,従来はアイ・バンクから提供された同種角膜移植が行われてきたが,ドナーの不足や免疫拒絶などの問題があった.そこで,これに代わる角膜の再生のための臨床研究が最近急速に進歩している.これらの研究では,細胞のソースとしては,自家または同種の角膜上皮細胞,結膜上皮細胞,口腔粘膜上皮細胞が用いられている.また,足場材料として温度感受性の細胞シートや生分解性のポリカプロラクタン(PCL)あるいは羊膜などが用いられている.

中枢神経系(central nervous system; CNS)は再生能力が極めて低く,いったん損傷を受けると再生は困難であると長年考えられてきたが,**神経幹細胞**が同定されたことによって,この幹細胞を脳内に移植する再生医療が注目されるようになった.パーキンソン病などでは,ドナー細胞と神経栄養因子を用いて細胞を培養し,これを患者に移植する試みがなされている.これらの臨床研究では一定の機能改善がみられているところから,神経再生の方法として,神経幹細胞の移植に期待が寄せられている.一方,末梢神経の再生に対しては,切断された神経の断端を**人工神経**(代替神経)(artificial nerve)によって架橋する手法が開発されており,cmのオーダーでの神経の欠損を修復できるようになっている.人工神経としては,①血管や骨格筋などの生体材料を用いる方法,②シリコーンやテフロンなどの合成高分子やPGA,PLGAなどの生分解性のバイオマテリアルを用いる方法,③培養した神経細胞(シュワン細胞)をコラーゲンの繊維やフイルムによって固定化する方法などが試みられている.

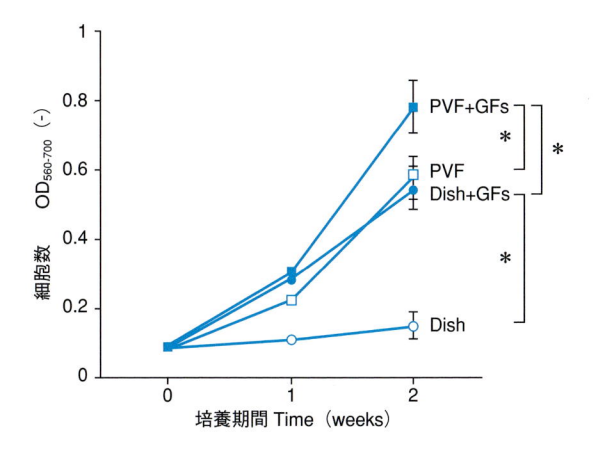

GF；細胞増殖因子（EPO, SCF, IL-3, IL-6），
PVF；polyvinyl formal 多孔質樹脂

Tun Tら，2002

図118 間葉系幹細胞からの軟骨細胞の誘導
細胞増殖因子（GF）と多孔質の培養基材（PVF）を用いた培養系では，単純なディッシュ（dish；皿）培養よりも細胞の増幅効果が大きい．

❖ さらに学習するための参考書 ❖

1) 立花 隆：人体再生，中央公論新社，2000，中央公論文庫，2003
2) 上田 実（編）：ティッシュ・エンジニアリング（Tissue Engineering），名古屋大学出版会，1999
3) 筏 義人（編）：再生医工学 — 基盤技術の確立と臨床応用をめざして，化学同人，2001
4) 立石哲也，田中順三：再生医療工学，工業調査会，2004
5) 田畑泰彦，岡野光夫（編）：ティッシュエンジニアリング 2005，および同 2006，日本医学館，2005，2006
6) 許 鋭俊，斎藤 明，赤池敏宏（編集主幹），西田 博，澤 芳樹，浅原孝之，清水達也（編）：人工臓器・再生医療の最先端，寺田国際事務所／先端医療技術研究所，2005
7) A. Atala, R. P. Lanza: Methods of Tissue Engineering, Academic Press, 2002.
8) J. R. Morgan , M. L. Yarmush : Tissue Engineering Methods and Protocols, Humana Press, 1999.
9) R. P. Lanza, R. Langer, J. P. Vacanti (Eds.): Principles of Tissue Engineering (2nd Ed.), Academic Press, 2000.
 新版 R. P. Lanza, R. Langer, J. P. Vacanti (Eds.): Principles of Tissue Engineering (3rd Ed.), Academic Press, 2007.
10) 筏 義人：患者のための再生医療，米田出版，2006
11) R. Langer, J. P. Vacanti: Tissue engineering, Science, 260, 920-926, 1993
12) 大島宣雄：バイオリアクターとティッシュエンジニアリング In; 田畑泰彦，岡野光夫（編）：ティッシュエンジニアリング 2005，日本医学館，2005，pp. 107-115

図表の出典

第1章
図2： American Institute for Medical and Biological Engineering (AIMBE) — "Hall of Fame", (www.aimbe.org), 2007

図4： 田畑泰彦：ナノメディシンとしてのフラーレンの展開, In; 上田充美（監修）：ナノバイオテクノロジーの最前線, シーエムシー出版, 2003, pp. 332-339

図5a： D. W. Hill: Principles of Electronics in Medical Research (2nd Ed.), London: Butterworth, 1973, 内表紙

図5b： W. Einthoven: Le telecardiogramme, Arch. Internat. Physiol., 4, 1906, p. 132

第2章
図7a： ロベルト・マルゴッタ（著）岩本 淳（訳）：図説 医学の歴史, 講談社, 1972, p. 201 原本は, ハーベイの著書（Exercitatio anatomica de motu cordis et sanguinis in animalibus; 動物における血液と心臓の運動について）中の図版, 1628年フランクフルトで出版

図7b： 釈迦涅槃像（法隆寺蔵）, S. Hayase, S. Murao (Eds.): Cardiology, Proceedings of the 8th World Congress of Cardiology, Tokyo, 1978, Excerpta Medica, 1979, p. 3

図10： 吉田 徹：新版 臨床工学技士のための医用計測技術, コロナ社, 1990

図14a： 小谷 誠, 福井康裕, 松尾正之：メディカル・エンジニアリング, 朝倉書店, 1991, p. 61

図17a： 木村雄治：医用工学入門, コロナ社, 2001, p. 81

図18a： F. A. Willius, T. E. Keys (Eds.): Classics of Cardiology, Dover Publications, 1962 あるいは Corbis-Bettman の描いた同様の絵が National Academy of Science "Beyond Discovery" の Web Site にある

図19： 小谷 誠, 中尾 豊, 栗城真也, 内川義則：生体磁気計測, コロナ社, 1995, pp. 2, 13

第3章
表10： 本間一弘：画像診断機器の分類と特徴, In; 立石哲也（編版）：メディカルエンジニアリング, 米田出版, 2000, pp. 86-91

表11： 中野善久, 小森 優, 湊 小太郎ほか9名：多彩な可能性を秘めた PACS 試作システム 臨床診断用画像データベースシステムの開発, MEDIX（日立メディコ社技術誌）, 19, 1988, pp. 3-10

図30： ロベルト・マルゴッタ（著）岩本 淳（訳）：図説 医学の歴史, 講談社, 1972,

pp. 284-285
原図；最初のX線管はロンドン科学博物館，レントゲンによる最初のX線写真（1895年12月22日）は妻の手を写したもの．原図はビュルツブルグ大学物理研究所所蔵

図33a： G. N. Hounsfield: Computerised transverse axial scanning (tomography): Part I. Description of system, Br. J. Radiol, 46, 1973, pp.1016-1022
X線-CTの開発の経緯は，ハウンスフィールドのノーベル賞受賞講演（http://nobelprize.org/nobel_prizes/medicine/laureates/1979/hounsfield-lecture.pdf）に詳しい．

図37： 山形 仁（編著）：医用機器II, コロナ社，2006, p. 36
図41： 林田孝平：PET・SPECTによる賦活機能の計測，BME（生体医工学会機関誌），8, 1994, pp. 17-25
図42： カナダ British Columbia 大学 Vancouver 病院（http://www.physics.ubc.ca/1.webloc）
図43： 木村雄治：医用工学入門，コロナ社，2001, p. 107

第4章

表12： 田村俊世，山越憲一，村上 肇：医用機器I, コロナ社, 2006, p. 122
図48： 星宮 望，巌 光文，渡辺高志：失われた神経機能の回復：機能的電気刺激，BME, 13, 1999, pp. 11-17
図58： 小野哲章：電気メスの取扱いと保守，In; ME技術講習会テキスト編集委員会（編）：MEの基礎知識と安全管理（改訂第2版），南江堂，1993, pp. 210-219
図65, 図66：渡辺 敏（編）：人工呼吸器・麻酔器・酸素療法用機器・医療ガスの安全（ME早わかりQ&A2），南江堂，1987, pp. 3, 11
図69： W. Forssman: Die Sondierung des rechten Herzens, Klin. Wochenschr. 8, 1929, pp. 2085-2087
図69はJ. H. Komroeにより画像修正されている（J. H. Komroe（著） 諏訪邦夫（訳）：心臓をめぐる発見の物語，中外医学社，1987, p. 131）

第5章

表20： 堀内 孝，村林 俊：医用材料工学（日本生体医工学会（監修） 臨床工学シリーズ12），コロナ社，2006, p. 9
表21： 筏 義人：生体材料学，産業図書，1994, p. 72
図71a： 腎臓とホロファイバー型人工腎臓 W. J. コルフ，能勢之彦：人工臓器に未来をみる，三田出版会，1988, pp. 50-51
図71b： J. P. Merrill: The artificial kidney, N. Eng. J. Med., 246, 1952, p. 17
原図は，J. J. Abel et al.: J. Pharmacol. Exper. Therap., 5, 1914, p. 275

図71c：	W. J. Kolff: First clinical experience with artificial kidney, Ann. Int. Med. 62, 1965, pp. 608-619

図73，表19： W. M. Saltzman: Cell interactions with polymers, In; R. P. Lanza, R. Langer, J. P. Vacanti (Eds.): Principles of Tissue Engineering (2nd Ed.), Academic Press, 2000, pp. 221-235

図78，図79：片岡一則：血液適合性材料，医学のあゆみ，134, pp. 629-634

図80： 松田武久：血液適合性材料，有機合成化学，42, 1985, pp. 1010-1019

表22： 一次電池：電池便覧編集委員会（編）：電池便覧（第3版），丸善，2001, p. 52 より抜粋

二次電池：日本電池株式会社（編）：最新 実用二次電池（第2版），日刊工業新聞社，1999に基づき著者が改変

図84： 中村真人：無拍動流補助人工心臓，In；許 俊鋭，斎藤 明，赤池敏宏（編集主幹），西田 博，澤 芳樹，浅原孝之，清水達也（編）：人工臓器・再生医療の最先端，寺田国際事務所／先端医療技術研究所，2005, pp. 35-39,

図87： 大越隆文：人工血管，In；日本人工臓器学会（編）：人工臓器は，いま，はる書房，2003, pp. 192, 193

図92： 阿岸鉄三：医工学的にみた血液浄化，クリニカルエンジニアリング，1, 1990, p. 6

第6章

図101： 中畑龍俊：造血系幹細胞 In；田畑泰彦，岡野光夫（編）：ティッシュエンジニアリング2005，日本医学館，2005, pp. 11-17

図103： 陳 国平：3次元担体 In；立石哲也，田中順三（編著）：再生医療工学，工業調査会，2004, pp. 83-88

図104： N. Ohshima, K. Yanagi, H. Miyoshi: Packed-bed type reactor to attain high density culture of hepatocytes for use as a bioartificial liver. Artif. Organs., 21, 1997, pp. 1169-1176

図105： 田畑泰彦：ティッシュ・エンジニアリングへのDDS技術の応用，In；上田 実（編）：ティッシュ・エンジニアリング 組織工学の基礎と応用，名古屋大学出版会，1999, pp. 52-67

図109b： J. Rozga, F. Williams, M-S Ro, D. F. Neuzil, T. D. Giorgio, G. Backfisch, A. D. Moscioni, R. Hakim, A. A. Demetriou: Development of a bioartificial liver: Properties and function of a hollow-fiber module inoculated with liver cells, Hepatology, 17, 1993, pp. 258-265

図109a： L. K. Hansen, J. R. Friend, R. Remmel, F. B. Cerra, W-S Hu: Development of a bioartificial liver device, In; J. R. Morgan, M. L. Yarmush (Eds.): Tissue Engineering Methods and Protocols, Humana Press, 1999, pp. 423-431

図表の出典

図110： 大島宣雄：バイオリアクターとティッシュエンジニアリング，In; 田畑泰彦，岡野光夫（編）：ティッシュエンジニアリング2005，日本医学館，2005，pp. 107-115

図112： 松原全宏，川口　浩，高戸　毅，中村耕三，鄭　雄一：骨の再生，In; 立石哲也，田中順三（編著）：再生医療工学，工業調査会，2004, pp. 123-129

図113： 星　和人，川口　浩，中村耕三，高戸　毅：軟骨の再生，In; 立石哲也，田中順三（編著）：再生医療工学，工業調査会，2004, pp. 130-137

図114： 松田武久：血管のティッシュエンジニアリング，In; 田畑泰彦，岡野光夫（編）：ティッシュエンジニアリング2005，日本医学館，2005, pp. 67-76

図116： 高橋恒夫，張　暁紅，伊倉宏一：臍帯血と胎盤由来細胞を用いた再生医療の可能性，In; 田畑泰彦，岡野光夫（編）：ティッシュエンジニアリング2006，日本医学館，2006, pp. 175-186

図118： T. Tun, H. Miyoshi, T. Aung, S. Takahashi, R. Shimizu, T. Kuroha, M. Yamamoto, N. Ohshima: Effect of growth factors on ex vivo bone marrow cell expansion using three-dimensional matrix support, Artif. Organs, 26, 2002, pp. 333-339

索引

■あ行

アクチビン　182
足場　172, 184, 208
アルギン酸　184, 198
安全性の確保　24, 88, 94, 96
医工学　2, 3, 6, 82
異種（xenogeneic）細胞　174
異種生体弁　144
移植への橋渡し　118
一次電池　138
遺伝子　176, 180
医用計測機器　6
医用工学　2
医用生体材料　120
医用電子工学　6
医用レーザー　6
医療機器　12
医療産業　12
医療費　116
医療用直線加速装置（lineac）　82
インスト・スイッチ　31, 90
インスリン　160
インターフェロン（IF）・ファミリー　182
インターロイキン（IL）　182
インピーダンス　28, 46, 48
インピーダンス脈波計　48
ウィルヒョウの triad（3因子）説　128, 146
植込み型除細動装置（ICD）　92
ウロキナーゼ　132
エアリフト　192
エキシマレーザー　9
エステル　184
エリスロポエチン（EPO）　182
エレクトロニクス　6, 20
オープンMRI　70
音響インピーダンス　74
温熱療法　84, 106

■か行

回転円板　194
回転円板型　198
外膜　204
可干渉性　8
核医学診断装置　70
角化細胞　200
核磁気共鳴　66
拡張期血圧　40
角膜　210
可視光線画像　54
仮性内膜　130
画素　62, 166
仮想現実　76
画像技術　5
画像情報　18, 54
画像診断システム　12
活動電位　18
家庭用医療機器　12
カテーテル　40, 42, 108
カテーテル血圧計　42
カテーテル先端型血圧計　42
カテーテル治療　108
カーボン　124
カーボンナノチューブ　12
癌化　130
肝幹細胞　176
肝細胞　158, 195
幹細胞　172, 175, 176
幹細胞因子（SCF）　208
肝細胞増殖因子（HGF）　182
監視システム　12
冠状断　68
間接的測定法　40
完全植込み型人工心臓　140
肝臓移植　158
ガントリー　68
癌の治療　10, 82
間葉系幹細胞　176, 177, 202, 204
灌流培養　192
機械弁　142
貴金属合金　122
奇形　130
キチン　184
キトサン　184, 202
偽内膜　130

機能的 MRI（fMRI） 70
機能的電気刺激（FES） 86, 138
気泡型人工肺 152
気泡塔 194
吸着 156
キューサ 98
共焦点レーザー走査顕微鏡（CLSM） 78
境膜 136
境膜説 136
巨視的循環系 42
銀／塩化銀電極 26, 28
金属材料 120
筋電図（EMG） 18, 34
空気圧駆動式 140
グラフト 116
グリコサミノグリカン（GAG） 200, 202
グルタールアルデヒド 144
傾斜ディスク弁 144
経皮的冠動脈形成術（PTCA） 108
経皮的神経電気刺激装置（TENS） 84
経皮的電気刺激装置 82
血圧 22, 25, 38, 40, 41
血液ガス組成 22
血液浄化技術 156
血液代替物 152
血液透析 134, 156
血管新生 206
血管造影法 58
血管内皮細胞増殖因子（VEGF） 206
血管発生 206
結合タンパク 178
血清 178
結石破砕 10
血栓 126, 128, 131
血栓形成 126, 144, 146
血栓塞栓症 128, 140
血流量 22, 42, 70
ケラタン硫酸 180
コイル型 136
高圧酸素治療室 84, 102
抗血栓性材料 126
合成高分子材料 120
交流誘導雑音 20, 34, 36
極超短波治療装置 86
骨髄移植 206
骨髄細胞 173, 208
骨セメント 164

固定レート型 150
コバルト・クロム系合金 122
コヒーレンス 8
コラゲナーゼ 204
コラーゲン 146, 174, 178, 180, 184, 186, 195, 200, 204
コロトコフ音 38, 40
コンドロイチン硫酸 180
コンピュータ・グラフィックス 54, 74
コンピュータ断層撮影装置 60
コンピューティッド・ラジオグラフィー（CR） 58

■さ行
再使用可能電極 30
最小基礎培地（MEM） 178
再生医学 170
再生医工学 170
再生医工学的人工臓器 118
再生医療 170
再生人工血管 204
再生臓器 174, 200
再生組織 174
臍帯血移植 208
臍帯血バンク 208, 209
再投影表示 76
サイトカイン 174, 180, 206
再分化 204
細胞 172
細胞移植 174
細胞外マトリックス（ECM） 171, 173, 174, 178, 196, 198
細胞シート 186
細胞増殖因子 174, 182, 211
細胞培養 172
細網内皮系 130, 152
材料科学 10
左心補助人工心臓（LVAD） 142
雑音 20
差動増幅器 32
サーモグラフィー 76
皿電極 30
3次元画像処理 54, 74
3次元的（three-dimensional）足場 174
3次元の足場 186
3次元培養 204
自家細胞 174

索　引

磁気共鳴イメージング装置（MRI）　5, 54, 66
色素レーザー　9
シグナル分子　172, 174, 204, 206, 208
時系列情報　20
自己複製能　175
矢状断　68
指尖光電脈波計　48
指尖容積脈波計　48
時定数　32
自動化細胞診装置　78
自動血圧計　42
自動体外式除細動装置（AED）　92
従圧式人工呼吸器　104
周波数分析　20
収縮期血圧　40
充填層　194, 196
従量式人工呼吸器　104
受攻期　90
主増幅器　24, 34
手根管症候群　156
腫瘍壊死因子（TNF）　182
純人工的人工臓器　118
小口径人工血管　146
上皮幹細胞　176
上皮細胞増殖因子（EGF）　182
除細動装置　82, 88, 90
処置用機器　12
シールドグラフト　146
人工多能性幹細胞（iPS）　178
神経幹細胞　176, 210
心筋細胞　176
人工関節　114, 162
人工肝臓　134, 158
人工血液　140, 152
人工血管　140, 144, 146
人工股関節　162
人工呼吸器　84, 102
人工骨　162, 202
人工視覚　166
人工神経　210
人工腎臓　114, 134, 154, 156
人工心臓　140
人工心臓弁　5, 140, 142
人工心肺装置　150
人工膵臓　134, 158, 160
人工臓器　13, 114
人工知能　4

人工中耳　164
人工内耳　165
人工肺　134, 150
人工皮膚　200
人工網膜　166
心磁図（MCG）　18, 36
心室細動　88
侵襲　24
親水性　124, 132, 186
腎臓移植　156
心臓ペースメーカー　114, 138, 140, 148
心電計　8, 30
心電図（ECG）　18, 30
水銀電池　138, 148
水平断　68
スケールアップ　196
ステント　108, 122, 144, 148
ステントグラフト　148
ステンレス鋼　120
ストレイン・ゲージ　23, 42
ストローマ細胞　208
スピーチ・プロセッサー　166
ずり応力　128, 195, 198
静止電位　18
生体機能補助　12
生体吸収性　184
生体現象計測　12
生体情報　4, 6, 8, 18
生体適合性　126
生体電極　18, 24, 26
生体内劣化　130
生体弁　142
生分解性　134, 174, 184, 202
赤外線画像　56
赤外線検出器　76
赤色血栓　128
積層型　136
接触角　126, 127
接着性動物細胞　172
接着タンパク　178
ゼラチン　146, 188
セラミックス　74, 122, 202
線維芽細胞　172, 176, 177, 200, 202
前駆細胞　172, 176, 177, 202, 206
センサー　22
前置増幅器　24, 34
線溶系　130

増感紙-X線フィルム方式　58
臓器移植　116
造血幹細胞　176, 207
走査（スキャン）　18, 64, 74
増殖　172
増幅　174
増幅器　20, 24
増幅度　32
組織幹細胞　176
組織反応　126
疎水性　124, 129, 132, 186

■た行
体外循環　150
体外設置型人工心臓　142
体外培養　174
代行装置　12
体性幹細胞　176
大動脈内バルーンポンピング（IABP）　108
ダクロン　146
多孔質基材　186, 196, 198
多孔性　124, 202
脱分化　204
多糖類　184
多分化能　175
単一光子放射断層撮影装置　72
単純X線　58
弾性係数　124, 127
単層培養　186
断面表示　76
置換外科的治療　116
チタン　202
チタン系合金　122, 202
チタン酸ジルコン酸鉛　74, 98
中空糸　136
中枢神経系　210
中膜　204
超音波　10
超音波-CT　54, 74
超音波画像　56
超音波血流計　46
超音波検査装置　72, 74
超音波診断装置　10
超音波ドップラー血流計　10, 46
超音波メス　10, 82, 96
超短波治療器　82
超伝導量子干渉素子　36

直接的血圧測定法　42
直接的測定法　40
通気撹拌槽型　192
使い捨て電極　30
ディジタル・サブトラクション・アンギオ（DSA）　58, 61
低周波治療器　82
定常流型人工心臓　142
ティッシュー・エンジニアリング　170
デキサメサゾン　204
デキストラン　196
鉄の肺　104
デマンド型　150
電界効果型トランジスター　6
電気化学的ポテンシャル　124
電気眼振計　30
電極　28, 148, 166
電気的信号　18
電気の二重層　26
電気メス　94
電磁血流計　44
電子工学　6
電磁波　6, 8, 58, 68, 76, 86
伝送型超音波流量計　46
透過型CT　70
凍結炎症　100
凍結壊死　100
凍結固形化　100
凍結手術　84, 98
凍結手術装置　84
凍結接着　98
同種細胞　174
同心電極　30
透析　116, 156
動物細胞　172
ドップラー（C. Doppler）効果　10, 11, 46
ドナー　116
トランジスター　6
トランスフォーミング増殖因子（TGF）　182
トランスデューサー　18, 22, 24, 40
ドリフト　20
トロンボポエチン　208

■な行
内皮化　130
内皮細胞　172, 204
内膜肥厚　130, 146

索 引

軟骨 202
軟骨細胞 172, 176, 204, 211
肉芽 130, 131, 146
二次電池 138
ニッケル・カドミウム電池 138
ノイズ 20, 34
脳磁図 36
脳波 18, 32

■は行

バイオ人工肝臓 158
バイオ人工臓器 118, 170
バイオグラス 162
バイオセラミックス 122, 202
バイオ・センシング 4
バイオチップ 12
バイオナノテクノロジー 10
バイオニクス 4
バイオマテリアル 120, 172, 184, 186
バイオメカニクス 4
バイオリアクター 192, 195, 198
胚性幹細胞 175
胚性生殖幹細胞 175
バイタリウム 122, 162, 164
培地 178
ハイブリッド型人工臓器 118, 170
ハイブリッド人工肝臓 158
培養真皮 200
培養皮膚 200
培養表皮 200
白金 123, 150
白金・イリジウム 123, 150
白血球自動型分類装置 78
拍動流型人工心臓 142
パターン認識 54
バーチャル・リアリティー 76
白色血栓 128
パーフルオロカーボン (PFC) 153, 154
ハム 20, 32, 36
針筋電図検査 34
針電極 30
バルーンカテーテル 5
半導体レーザー 9
ヒアルロン酸 180, 184
ピエゾ (圧電) 素子 22, 74
光-CT 54
光凝固装置 96

微小循環系 42
微小電極 30
非侵襲的 24
非電気的信号 22
ヒドロキシアパタイト 125, 162, 188, 202
ヒドロゲル 132, 188, 194, 198
皮膚代替物 200
表面自由エネルギー 126
表面表示 76
ファイブロネクチン 178
ファラデー (M. Faraday) の電磁誘導の
　法則 44
フィブリン 184
フィルター 20
ブドウ糖 160
ペプチド 184
輻射型CT 70
腹膜透析 156
不整脈 88
物質移動型人工臓器 134
物理療法 82, 84
不分極電極 26
浮遊性動物細胞 172
フラーレン 12
プレチスモグラム 46
フローサイトメトリー (FACS) 78
プロスタグランディン 132
プロテオグリカン 178
プローブ 44, 72, 98, 100
分化 172, 174, 175, 176
分極 26
分極電極 28
平均血圧 40
ベックマン電極 28
ヘパラン硫酸 180
ヘパリン 132
ペプチド 184
ヘモグロビン 102, 154
ヘリカルスキャンCT 64, 66
変換器 22
放射線治療装置 6, 82
補完代替医学 21
補助循環 140
保存的治療 116
ポリウレタン 134, 198
ポリエステル繊維 146, 186
ポリエチレン (PE) 121, 164

ポリエチレングリコール（PEG） 12
ポリカプロラクトン（PCL） 186
ポリグルコール酸（PGA） 186
ポリ乳酸（PLA） 186
ポリビニールフォルマール（PVF） 196
ポリフッ化エチレン 146
ポリプロピレン（PP） 121, 152
ホルター（Holter）心電計 15, 32
ボール弁 142
ホルモン 160
ホローファイバー 136, 194, 195

■ま行
マイクロカプセル 188
マイクロキャリア 196
マイクロ波 86
マイクロ波治療器 82
膜型人工肺 152
末梢循環 42
マテリアルサイエンス 10
マルチスライスCT 66
ミクロドメイン構造 132
脈圧 40
脈波計 46
無機材料 120
無血清培地 178
無拍動流型人工心臓 142
免疫系の活性化 130
網膜電位図 20
網膜電位図測定器 30
モジュール 136, 192, 195, 196

■や行
薬物送達システム 12, 186
誘発筋電図検査 34
ゆるみ 122, 164
溶血 130
溶質の透過 134
陽電子放出断層撮影装置 70

■ら行
ラジオアイソトープ（RI）電池 138
ラミニン 178
リチウム・イオン電池 138
リチウム電池 138, 148
リニアック 82
流動層 194, 198

流動層型式 198
リン酸エステル 184
臨床工学技士 14, 104
冷凍治療 98
冷凍メス 98, 99
レーザー 8
レーザー組織血流計 48
レーザー・ドップラー血流計 8, 9, 51
レーザーメス 82, 94
レントゲン線 55
濾過 156

■欧文・数字
AED 92
Ag/AgCl電極 26, 28
AI（人工知能） 4
AlGaAsレーザー 9
ANSI規格 96
Arレーザー 9
Aモード 74
bFGF 188, 206
bioreactor 192
BME 2
BMP 182, 200, 204
bridge-use 118, 142, 158
Bモード 74
C. Doppler効果 10, 46
CCU 22
CG 54
CLSM 78
CO_2レーザー 9, 96
CR 58
CT 66
CT値 64
CUSA 98
DDS 12, 186
drift 20
DSA 58
ECG 19, 30
ECM 178, 180, 184, 200, 202, 204
EEG 19, 32
EGF 182
EG細胞 175, 176, 177
EMG 19, 34
EPO 182, 208
ePTFE 132, 146
ES細胞 175, 176, 177

索 引

223

FACS 78
FDG 70
FES 86, 138
FET 6
FGF 182
filter 20
fMRI 70
GAG 180
GBH 124
GM-CSF 206
Hb小胞体 154
HDP 164
He-Cdレーザー 9
He-Neレーザー 9, 96
HGF 182, 206
HIV 152
HLA 206
Holter心電計 15, 32
HU 64
hum 20
IABP 108, 142
ICD 92
ICU 22, 48
IEC規格 32
II-TV方式 58
iPS細胞 178
IP方式 58
IT 4
JIS規格 32
LAN 56
LTP 124
LVAD 142
MCG 36
ME 2, 6
MEG 36
MEM 178
module 192
MRI 54, 66
Mモード 74
N₂レーザー 9
NMR 66
PACS 56

PCL 186, 210
PEG 12
PEO 134
PET 6, 70
PFCエマルジョン 171
PGA 171, 202, 206
PIPAAm 186
pixel 62
PLA 186, 202, 206
PLGA 202, 210
PMMA 121, 164
PTCA 108
PTMG 134
PVF 196, 208
PZT 74, 98
QOL 156, 164
RI 56, 70, 138
RI電池 138
S/V比 194
scale-up 196
SCF 208
SDF-1 206
signaling molecules 173, 174
SPECT 72
SQUID 36
stem cell 175
TGF-βスーパーファミリー 182
TGF-βファミリー 182
tissue engineering 170
TNF 182
transducer 22
UHMWPE 164
VEGF 206, 208
X線 5, 6, 54
X線-CT 54, 60
X線画像 54
X線検出器 58
X線蛍光体 58
X線コンピュータ断層撮影装置 54, 60
X線診断装置 56
YAGレーザー 9, 96

著者略歴

大　島　宣　雄
おお　　しま　　のり　　お

1941年，台湾生まれ．京都大学工学部化学機械学科卒業後，修士課程，博士課程に進み，1973年に人工肺の研究で京都大学工学博士の学位を受ける．1972年東京女子医大助手，同講師を経て，1974年筑波大学基礎医学系（医工学）助教授，カリフォルニア工科大学研究員，1979年教授に就任．ハイブリッド型人工臓器，再生医工学，微小循環の研究に従事．筑波大学大学院医科学研究科長，修士課程長，基礎医学系長を歴任して，2004年に定年退職．現在は筑波大学名誉教授，同「名誉教授の会」会長，中国・浙江大学終身客員教授，台湾・長庚大学，正修科技大学客員教授，日本人工臓器学会特別会員，日本微小循環学会名誉会員，日本エム・イー学会名誉会員ほか．

受　　賞　化学技術賞，日本エム・イー学会論文賞，岡小天賞，アメリカ医工学会フェロー
著　　書　「人体再生に挑む」，悠飛社，2006
　　　　　「生物医学工学概論」，台湾・新竹市，百晴文化科技出版，2012（本書の中国訳）
著書分担　立花　隆 著「人体再生」（著者との対談），中公文庫，2003 ほか多数

新・生命科学ライブラリ−医学とバイオ1

入門 医工学
── 医学をサポートする工学 ──

2008年 7 月25日©	初　版　発　行
2016年 3 月10日	初版第2刷発行

著　者　大島宣雄	発行者　森平敏孝
	印刷者　中澤　眞
	製本者　小高祥弘

発行所　　　　株式会社　サイエンス社

〒151-0051　東京都渋谷区千駄ヶ谷1丁目3番25号
〔営業〕(03) 5474-8500(代)　振替 00170-7-2387
〔編集〕(03) 5474-8600(代)　FAX (03) 5474-8900

組版　イデア コラボレーションズ(株)
印刷　(株)シナノ　製本　小高製本工業(株)

《検印省略》

本書の内容を無断で複写複製することは，著作者および出版者の権利を侵害することがありますので，その場合にはあらかじめ小社あて許諾をお求めください．

ISBN978-4-7819-1188-5

PRINTED IN JAPAN

サイエンス社のホームページのご案内
http://www.saiensu.co.jp/
ご意見・ご要望は
rikei@saiensu.co.jp まで．